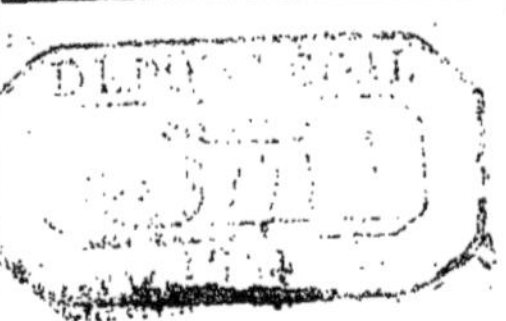

ÉTUDES

SUR

LES EAUX THERMALES DE LA TUNISIE

ACCOMPAGNÉES DE RECHERCHES HISTORIQUES

SUR LES LOCALITÉS QUI LES FOURNISSENT

PAR

M. le Dr GUYON,

Correspondant de l'Institut

PARIS,

IMPRIMERIE ET LIBRAIRIE ADMINISTRATIVES DE PAUL DUPONT,

RUE DE GRENELLE-SAINT-HONORÉ, 45.

1864

ÉTUDES

SUR

LES EAUX THERMALES DE LA TUNISIE

ACCOMPAGNÉES DE RECHERCHES HISTORIQUES

SUR LES LOCALITÉS QUI LES FOURNISSENT

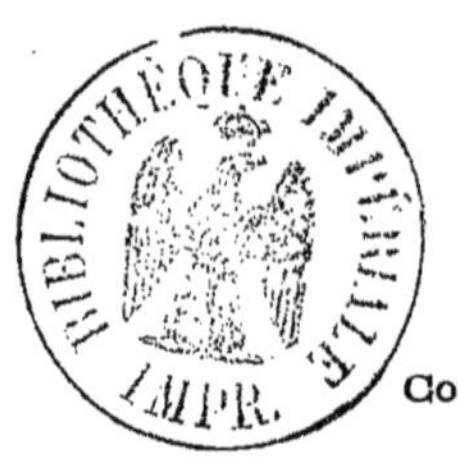

PAR

M. le Dr GUYON,

Correspondant de l'Institut.

PARIS,

IMPRIMERIE ET LIBRAIRIE ADMINISTRATIVES DE PAUL DUPONT,

RUE DE GRENELLE-SAINT-HONORÉ, 45.

1864

ÉTUDES

SUR

LES EAUX THERMALES DE LA TUNISIE

ACCOMPAGNÉES DE RECHERCHES HISTORIQUES

SUR LES LOCALITÉS QUI LES FOURNISSENT

Nous diviserons les eaux thermales de la Tunisie en deux catégories : la première comprenant les eaux thermales du Nord, et la seconde, celles du Sud ou Djérid. Les eaux que nous comprenons dans ces deux catégories ne sont pas les seules de la Tunisie, mais ce sont les seules sur lesquelles nous possédions quelques données. Nous signalons les autres aux voyageurs à venir, dans la Tunisie, cette partie du nord de l'Afrique qui, sans contredit, en est la plus intéressante, sous le triple rapport de son passé, de son présent et de son avenir.

Les eaux thermales, comme on sait, sont désignées par les Arabes sous le nom générique de *Hammam*, qui veut dire *bain* (1) ; ils y joignent celui de la localité où elles se trouvent, de sorte que, non-seulement en Tunisie, mais encore dans tout le nord de l'Afrique, le voyageur trouvera des eaux thermales dans toutes les localités dont le nom est joint, comme adjectif, à celui de *Hammam*, et il pourra en même temps, à l'aide de quelques recherches, leur restituer les noms ou dénominations qu'elles portaient autrefois, sous la domination romaine.

(1) Les Arabes donnent le nom d'*Hamammat* aux établissements construits à l'usage des eaux.

Eaux thermales du Nord.

Les eaux thermales du Nord sont celles des localités ci-après : *Hammam-Lif*, *Gourbès*, *Bou-Chater*, *Zouaghan*, *Reyra*, *Ksar-Hammam*, *Truzza* ou *Trozza*, *Henchir-el-Hammam* et *Bordj-el-Arbi.*

Eaux thermales d'Hammam-Lif (1).

Les eaux d'Hammam-Lif sont situées au S.-S.-E. du golfe de Tunis, sous le méridien de Carthage, et sur le bord de la mer. Leur distance de Tunis est de 12 kilomètres, que l'on fait en 2 heures et demie de marche (2). On traverse pour s'y rendre l'Oued-Mélian, probablement la *Catada* de Ptolémée, selon Shaw.

Hammam, comme nous l'avons déjà vu, est le nom générique de *bain*, et *lif* veut dire couvert, de sorte que les deux mots *hammam-lif* voudraient dire *bain couvert*. Toutetefois, pour M. Alph. Rousseau, dont l'autorité est d'un si grand poids quand il s'agit de la langue arabe (3), la meilleure version des deux mots *hammam-lif* serait celle-ci : *prendre un bain et se couvrir ou s'envelopper aussitôt.*

Les eaux sourdent au pied de Djébel-ben-Kermin, petite montagne dont la base est constituée par des bancs argileux rougeâtres ; elle se rattache à une autre montagne plus considérable qu'on aperçoit de fort loin en mer.

Nous avons visité deux fois les eaux d'Hammam-Lif, la première fois en mars 1850, et la deuxième en novembre 1856. Ces eaux apparaissent sur le sol par deux sources peu distantes l'une de l'autre, et dans la direction de l'est à l'ouest. Nous désignons la première sous le nom de source d'en haut ou source supérieure, et la seconde, sous celui de source d'en bas ou source inférieure.

Source d'en haut ou source supérieure. — On arrive à cette source en pénétrant sous une voûte de construction arabe, ce qu'on fait en se laissant glisser sur deux dalles longues et en marbre blanc, qui

(1) J. Shaw écrit *Leef* ; Falbe, *el-Enf* ; Desfontaines, *Mamelif*. Peyssonnel donne le nom d'*Emmamelif* à l'ensemble de la montagne d'où les eaux sourdent.

(2) Les Tunisiens, qui supputent leurs distances par milles, comme les Romains d'autrefois, comptent 12 milles de Tunis à Hammam-Lif. La distance entre ces deux points est évaluée à 11 milles, en ligne droite et en milles maritimes, sur la carte du capitaine Smyth, et à 8 milles 3/4, aussi en ligne droite et en milles maritimes, d'après le réseau des triangles du capitaine et consul Falbe. (*Recherches sur l'emplacement de Carthage*, etc. Paris, 1833.)

(3) On lui doit plusieurs traductions importantes de cette langue en français.

paraissent avoir fait partie des constructions romaines du lieu où elles se trouvent. Les eaux sont abondantes et sourdent du sol avec force. Notre thermomètre, échelle centigrade, s'y éleva à 50°, la température extérieure étant de 20°, même échelle : c'était le 11 mars 1850. Les eaux paraissent occuper une large surface ; nous n'avons pu la mesurer à cause des constructions qui recouvrent les eaux, ne les laissant à découvert que sur le point où elles s'engagent dans un canal qui les porte dans deux bassins dont nous allons parler. Le canal est construit en belles briques romaines de la plus belle conservation, ainsi que la voûte qui recouvre les eaux. Le canal, dans son parcours, alimente deux établissements particuliers situés dans la direction de la source d'en bas ou source inférieure. L'un de ces établissements appartenait à Sidi Mustapha Saheb-Tabé, et l'autre à Sidi Mohamed-ben-Ayad, personnage malheureusement trop célèbre dans l'histoire du pays.

Les bassins où les eaux sont versées mesurent chacun deux mètres de largeur sur deux mètres et demi de longueur ; tous deux sont à l'usage des militaires et de la population pauvre. Notre thermomètre s'y éleva à 47° le 11 mars 1850, la température extérieure étant alors de 20°.

Source d'en bas ou source inférieure. — La source d'en bas ou source inférieure est la première qu'on rencontre lorsqu'on vient de Tunis, et c'est celle sur laquelle se trouve le principal établissement. Les constructions qui la recouvrent ou l'enceignent ne permettent d'y avoir accès que par une ouverture latérale et étroite, laquelle donne dans un corridor où l'on arrive après avoir traversé une vaste cour. Notre thermomètre, plongé dans la source, ne nous a donné que de 46 à 47°, ce qui doit tenir au refroidissement de notre thermomètre, dont nous n'avions pu lire la graduation dans l'eau même.

De la source, ces eaux s'engagent dans deux canaux d'égales dimensions ; l'un, en parcourant les côtés intérieurs de la cour dont nous avons parlé, y alimente latéralement de nombreuses baignoires ; l'autre se rend dans deux grands bassins de dimensions semblables, en longueur comme en largeur, et séparés l'un de l'autre par une cloison d'environ 50 centimètres. Ces deux bassins sont construits en très-beau marbre blanc, et recouverts par un dôme qui en réunit les vapeurs, de telle sorte qu'on peut prendre là, à volonté, soit tout à la fois un bain d'eau et un bain de vapeurs, soit seulement un bain de vapeurs.

Le 11 décembre 1856, la température de la vapeur, prise à un mètre et demi au-dessus des bassins, était de 42°, et celle de l'eau de ces bassins de 46°. Cette dernière température était également celle des baignoires particulières; elle avait déjà été trouvée telle pendant mon premier séjour à Tunis, en 1850, par le premier drogman du consulat de France, M. Alphonse Rousseau. Ce fonctionnaire, aujourd'hui consul en Orient, m'écrivait à Tunis, prenant les eaux d'Hammam-Lif : « L'eau de la baignoire où je suis fait monter « à 46° mon thermomètre centigrade. »

Entre les deux sources, et sur un point culminant, sont quatre murs romains d'une grande épaisseur, en briques, et dont l'élévation mesure encore, selon le point où on la prend, de 3 à 4 mètres. Ils formaient l'enceinte d'un vaste édifice qui servait peut-être de logement aux baigneurs carthaginois ; sa position entre les deux sources, qu'il dominait toutes deux, viendrait à l'appui de cette opinion.

Joseph Guïr, qui vivait vers le milieu du siècle dernier, exerçant la médecine à Tunis, parle ainsi des deux sources :

« Les bains sont alimentés par deux sources. De nombreuses « constructions s'élèvent au-dessus de l'une d'elles; l'autre, sur « laquelle aucune construction n'a encore été faite, est appelée, « pour cette raison, *Hammam-Ariane*, ce qui veut dire *bain nu.* » Cette source est notre source d'en haut ou source supérieure, ce qui ressort de ce que l'auteur dit encore de la même source, dans une autre partie de son ouvrage, à savoir qu'elle était la plus chaude des deux. Selon le même auteur, outre qu'elle était la plus chaude, elle était aussi celle où les principes minéralisateurs étaient le plus abondants, et il en donne pour preuve le dépôt relativement plus considérable que les eaux laissaient sur leur passage.

Desfontaines, le botaniste, parle aussi des deux sources; il donne à l'une 32° de température, et à l'autre 36°, échelle Réaumur. Dans la dernière, selon le même voyageur, vivaient, en grand nombre, des Emydes qui ont disparu aujourd'hui. Ces Emydes appartenaient à notre *Emys sigriz*, l'*Emys lutaria* de Linné.

Sans doute, nous pourrions ne pas faire remarquer que la source qui a donné à Desfontaines 36° de température est celle que nous avons désignée sous le nom de source d'en haut ou source supérieure. La différence entre les températures trouvées par Desfontaines et les nôtres doit tenir à ce qu'il aura pris les siennes, non aux sources mêmes, mais dans les bassins où elles se rendent.

Après avoir alimenté les établissements publics et particuliers qu'elles desservent, les eaux des deux sources se rendent à la mer en formant, — faute d'un canal d'écoulement facile à tracer, — un terrain marécageux dont les effluves, en été, donnent lieu à des fièvres intermittentes. Serait-ce à cette cause que serait dû, dans la Tunisie, l'usage de prendre les eaux en automne, au lieu de les prendre en été, comme en France et dans les autres parties de l'Europe ? Disons à cette occasion qu'en Algérie, et par suite de l'insalubrité de ses établissements thermaux (Hammam-Meskoutin, province de Constantine ; Hammam-Rira, province d'Alger, etc.), à partir de la fin de juin, ces établissements se ferment pour les malades de l'armée dès le 15 du même mois (1); mais, comme, d'un autre côté, ils s'ouvrent plus tôt qu'en Europe, à raison de la différence de température existant entre les deux pays, il en résulte qu'il y a compensation au point de vue de la durée du séjour qu'on y fait.

Les eaux d'Hammam-Lif ont été visitées par Shaw, Peyssonnel, Desfontaines, déjà cité, et par le consul Pellissier en dernier lieu ; nous rapporterons le peu qu'ils en disent.

« Une heure plus loin, dit Shaw, p. 198 (2), parlant de la rivière. « *Milian*, ou *Miliana*, se trouve le *Hammam-Leef*, bain chaud très-« connu et très-fréquenté des habitants de Tunis. »

« A midi, dit Peyssonnel, p. 44 (3), nous passâmes dèvant la « Emmamelif (Montagne), où il y a des bains chauds très-salutaires. « La source sort du pied d'une montagne qui est le commencement « d'une chaîne s'étendant le long et au sud de ce royaume. » Plus loin, p. 167, revenant sur la même localité, Peyssonnel dit encore : « On y trouve deux petits réservoirs couverts pour la commodité « des malades, l'un pour les hommes, et l'autre pour les femmes. »

Desfontaines, parlant de la montagne dont les eaux sourdent, dit, p. 83 (4): « Elle est célèbre par ses bains chauds, auxquels les Tuni-« siens attribuent des vertus admirables. » Nous reviendrons bientôt sur ce que le botaniste voyageur dit encore des mêmes bains.

« Il y a là, dit le consul Pellissier, p. 63 (5), parlant d'*Hammam*

(1) C'est une mesure que nous avions proposée lorsque nous étions à la tête du service de santé de l'Algérie, par suite des fièvres intermittentes dont étaient atteints, peu après leur arrivée aux eaux, la plupart des militaires qui y étaient envoyés de nos différents hôpitaux.

(2) *Voyages dans plusieurs provinces de Barbarie et du Levant*, etc., tome Ier. — La Haye, 1723.

(3) *Voyages dans les régences d'Alger et de Tunis*, publiés par Dureau de la Malle, tome Ier. — Paris, 1838.

(4) *Id.*, tome II.

(5) *Description de la régence de Tunis.* — Paris, 1853.

« *Lif*, des eaux thermales en réputation et une vaste et assez maus-« sade habitation appartenant au bey-pacha. »

Vers le milieu du siècle dernier, un médecin dont nous avons déjà prononcé le nom, Joseph Guïr a fait, des eaux d'Hammam-Lif, le sujet d'un travail que nous examinerons en son lieu.

Propriétés physiques.

Elles sont claires, limpides, très-salées et amères. Elles excitent des nausées quand on les porte à la bouche. Leur température, comme nous l'avons vu, varie, selon la source, de 46 à 51°, thermomètre centigrade.

Composition.

Leur analyse a été faite à Bône par le pharmacien en chef de l'hôpital, M. Leprieur, avec des échantillons que nous lui en avions remis à notre retour de la Tunisie, en décembre 1856 : il en résulte que leur composition, pour un kilogramme d'eau, serait représentée conformément au tableau suivant, tous les sels étant supposés à l'état anhydre :

		Quantité.
Acide carbonique libre		220 cc. *b*
Carbonate	de chaux	0 28330
—	de magnésie	0 12020
—	de fer	traces
Sulfate	de chaux	1 53340
—	de potasse	0 10970
—	de soude	0 10910
Bromure	de magnésium	0 00200
Chlorure	de sodium	9 75000
—	de calcium	1 09054
—	de magnésium	0 55804
—	de potassium	0 06900
Acide silicique		0 07000
Perte		0 00412
	Total	13 70000 (1).

(1) *Essai analytique des eaux thermales d'Hammam-Lif et d'Hammam-Gourbès, dans la régence de Tunis.* Paris, 1858.

Propriétés médicales.

Les eaux d'Hammam-Lif sont essentiellement purgatives, ce qu'indique, du reste, leur composition. Les médecins du pays les préconisent dans un grand nombre de maladies ; leur égale fréquentation par les Européens et par les indigènes vient corroborer les propriétés qu'on leur accorde.

Desfontaines, après avoir dit, page 83 (1), que les Tunisiens attribuent des vertus admirables aux eaux dont nous parlons, et qu'ils les emploient dans toutes sortes de maladies, continue ainsi : « Ils s'y rendent en foule dans toutes les saisons de l'année, mais « surtout au printemps (2). S'il ne faut pas ajouter foi à toutes les « merveilles qu'ils en racontent, on ne saurait cependant leur refu- « ser la propriété de guérir la gale, et surtout la maladie véné- « rienne, encore plus commune ici que dans nos climats. J'ai vu « des malades qui en étaient infestés guérir, par ce seul secours, « dans l'espace de quelques mois. C'est, sans doute, ce qu'il faut at- « tribuer aux sueurs abondantes que les eaux procurent ; peut-être « aussi que la grande quantité de sel marin qu'elles tiennent en « dissolution y contribue pour quelque chose, car les gens du pays « assurent que leurs autres eaux thermales ne jouissent pas de la « même propriété.... »

Selon Joseph Guïr, les eaux d'Hammam-Lif conviendraient dans bien des maladies diverses, ainsi qu'il résulte du peu que nous allons dire de son opuscule.

L'opuscule de Joseph Guïr a été écrit en latin et n'a pas été imprimé. Il a été traduit en arabe sous les yeux de l'auteur par Mohamed-Ben-Hussein-Beïrem, qui s'exprime ainsi à cet égard : « Je « traduisis son traité sous sa propre dictée. »

Joseph Guïr et son traducteur arabe vivaient sous le bey Mohamed-ben-Hussein, qui régna du 6 hadja 1169 (31 août 1756) au 14 djoumad-el-tani 1172 (11 février 1759). C'était le troisième bey de la dynastie aujourd'hui régnante.

Mohamed-ben-Hussein-Beïrem terminait sa traduction le 6 du mois de shawol 1171 de l'hégire, date qui correspond à notre mois de septembre 1756. Ajoutons que le traducteur qualifie son auteur,

(1) Op. cit.

(2) Nous avons dit précédemment qu'aujourd'hui les Tunisiens ne vont à leurs établissements thermaux qu'en automne, mais nous n'oserions affirmer qu'il en était de même du temps de Desfontaines.

Joseph Guïr, de savant médecin, et qu'il nous apprend que, de chrétien qu'il était, il s'était fait israélite, passant ainsi, dit Mohamed, d'une religion obscure à une autre plus obscure encore.

La traduction arabe, comme l'original latin, était restée manuscrite; elle a été traduite en français dans ces derniers temps, par un fonctionnaire que nous avons déjà eu occasion de nommer, M. Alphonse Rousseau, sous le titre de *Notice médicale sur les eaux thermales d'Hammam-Lif*; Alger, 1851.

Cette *Notice* se compose d'un *avant-propos*, d'une *préface* et de cinq chapitres. L'avant-propos et la préface sont du traducteur arabe; les cinq chapitres constituent l'œuvre de l'auteur latin, Joseph Guïr.

Avant-propos.

Ce sont des louanges à Dieu et à Mohamed, son prophète; — une glorification de la médecine ou science médicale; — un éloge de l'ouvrage dont il gratifie ses co-religionnaires par sa traduction; — des remercîments au souverain régnant pour les encouragements qu'il en a reçus dans l'accomplissement de sa traduction, ainsi que des vœux pour la conservation de ses jours.

Préface.

L'auteur y traite des bains en général, bains thermaux et autres; il en fait ressortir les différents avantages, et nous apprend que le premier qui en fit usage serait Salomon, qu'il glorifie à cette occasion. Il nous rappelle l'opinion du cheik et médecin Daoud (1) tant sur les établissements de bains thermaux et autres, que sur les eaux elles-mêmes. Nous ne suivrons pas l'auteur sur ce qu'il dit lui-même sur le même sujet, non plus que sur trois liniments dont la composition varie selon le but thérapeutique qu'on se propose, ainsi que sur l'épilage, le massage, etc., auxquels les baigneurs sont soumis.

Les cinq chapitres dont se compose l'opuscule latin sont intitulés, savoir :

(1) Le traducteur français nous apprend que ce Daoud, surnommé *El-Antaki*, Daoud-el-Antaki (David d'Antioche), mourut à la Mecque en 1005 de l'hégire, qu'il avait habité le Caire, et que c'était un excellent médecin. On a de lui, selon le même traducteur : 1° *Système de la Médecine;* 2° *Des causes des maladies et des infirmités;* 3° *Avis aux gens sages*, qui se trouve à la Bibliothèque impériale. *Vide*, sur Daoud-el-Antaki, D'Herbelot, *Bibliothèque orientale*, p. 284.

Le premier, *Des avantages des eaux thermales en général, et des premiers personnages qui en firent usage;*

Le deuxième, *Des couches terrestres sur lesquelles coulent les Eaux thermales et de la cause de leur température;*

Le troisième, *Des Eaux d'Hammam-Lif en particulier, et des couches de terrain qu'elles traversent;*

Le quatrième, *Des avantages et des inconvénients des eaux prises en boisson et en bain;*

Le cinquième, *De la manière de prendre les eaux, soit en boisson, soit en bain.*

Une analyse détaillée de ces cinq chapitres serait, il faut bien le dire, sans intérêt pour le lecteur : aussi nous bornerons-nous à les résumer brièvement.

Chapitre Ier.

L'auteur nous y apprend qu'il a exercé pendant quarante ans la médecine à Tunis. Le reste est un historique, assez mal compris, de la médecine et des eaux thermales en général, et nous n'y voyons vraiment rien qui mérite d'être reproduit.

Chapitre II.

Les substances minérales qui peuvent se mêler à l'eau et lui communiquer de leurs principes sont nombreuses ; ce sont, entre autres, le cuivre et le fer. L'auteur part de là pour se livrer à des théories aujourd'hui surannées.

Ce qui est vraiment surprenant dans les eaux thermales, c'est leur température invariable. La raison en est due au feu qu'on voit quelquefois sortir du sol dans les tremblements de terre, et que jettent aussi les volcans. Nous ne suivrons pas plus loin l'auteur sur ce sujet.

Chapitre III.

L'auteur y donne des deux sources une description que nous avons déjà reproduite. Il dit ensuite que les eaux coulent sur des couches de natron (carbonate de soude hydraté), et que leur chaleur est produite par leur passage sur la marcassite (sulfure de fer).

Suivent des expériences sur les eaux ; il serait oiseux de les reproduire.

Le sel alcalin qu'on retire des eaux est semblable au natron en force et en utilité.

Les substances qui entrent dans la composition des eaux sont abondantes, mais plus abondantes dans la source *Ariane* que dans celle recouverte par des constructions. Cette dernière observation a déjà trouvé sa place en son lieu.

Chapitre IV.

Il se compose de quatorze articles terminés par des réflexions ou considérations générales. Nous ne suivrons pas l'ordre établi par l'auteur dans cette partie de son travail.

Eaux en boisson.

1° Les eaux prises en boisson conviennent à toutes les constitutions. Elles purgent comme les autres purgatifs, mais sans affaiblir ; — elles excitent la transpiration, la salivation et toutes les autres secrétions, par suite de l'accélération du pouls, qui en est le premier effet. La transpiration et la salivation sont en plus grande abondance à la fin de leur action purgative. Ces effets sont plus particuliers aux eaux d'*Hammam-Ariane*, à cause de leur plus haute température. L'urine, par leur usage, sort plus ou moins trouble, étant chargée des mauvaises humeurs qu'elle entraîne alors. Elles fortifient l'estomac et toutes les autres parties, — sont utiles dans la stérilité causée, ou par la présence de mucosités dans la matrice, ou par le relâchement de son col. Son action se manifeste surtout dans les maladies de l'estomac, qui est, en quelque sorte, le foyer de toutes les maladies, ainsi que l'a dit le législateur Mohamed.

Comme elles détruisent les acides, elles sont bonnes contre les maladies produites par leur présence, telles que la mélancolie, l'hypocondrie, la cessation des menstrues, les palpitations de cœur et celles de l'abdomen, connues sous le nom de *frayeur*. Les acides nuisent à l'action de l'estomac sur les aliments ; ils causent des éructations pénibles, et produisent la constipation, avec des vents appelés *coliques*.

Elles sont utiles dans les relâchements de nerfs, les paralysies, la sciatique, le lumbago et autres affections analogues ; — dans les tumeurs froides, certaines ulcérations cutanées, la gale et autres éruptions, à l'exception des vénériennes ; — dans la diarrhée, la dyssenterie, la chute du rectum, les descentes de matrice, la gravelle et la pierre, car, par leur usage, les reins et la vessie sont lavés, nettoyés. L'auteur leur attribue la guérison d'un grand nombre d'Européens atteints de rétentions d'urine dues à des mucosités irritantes dans la vessie; l'un d'eux, chez lequel l'urine ne sortait qu'à l'aide de la sonde, en souffrait depuis plus de dix-huit mois.

Les mêmes eaux sont contraires à toutes les obstructions, aux différentes sortes d'hydropisies, aux palpitations de cœur, à toutes les ulcérations internes (du poumon, de l'estomac, de l'intestin, du foie), aux asthmatiques, aux phthisiques, à l'hémoptysie, à la syphilis (malgré l'opinion contraire chez les habitants du pays), à la blennorrhagie et à la maladie connue sous le nom d'*urine douce*, parce que, dans cette maladie, les urines sont sucrées (diabètes).

Eaux en bain.

Prises en bain, les eaux sont utiles dans la dernière maladie (l'*urine douce*), la faiblesse des nerfs, les paralysies, le lumbago ancien, les abcès chroniques, la gale et autres maladies cutanées; mais elles sont contraires dans la goutte, les rhumatismes, les crampes, le charbon pestilentiel (1) et la syphilis, à moins que, dans cette dernière maladie, on n'ait été soumis à d'autres médications : elles en complètent alors la guérison, et fortifient le système nerveux. Elles sont également contraires à certains tempéraments mélancoliques, tels que ceux qui se plaignent de vents et de douleurs au ventre. Nous avons vu qu'elles sont, au contraire, bonnes dans ces dernières maladies, étant prises en boisson.

Eaux en bain et en boisson.

En bain comme en boisson, elles conviennent dans la dyssenterie, la chute du rectum et les descentes de matrice.

Chapitre V.

Eaux en boisson.

Avant d'user des eaux en boisson, on se fera saigner, ce qui convient surtout aux tempéraments sanguins, et on se purgera quelques jours après, avec un léger purgatif, tel que le suivant :

(1) Le charbon est fréquent dans la Tunisie; un de ses derniers souverains y a succombé.

Deux onces de manne et une drachme de rhubarbe, dans six onces d'eau de fleur d'orange ou seulement d'eau ordinaire; ou bien celui-ci : infusion d'une demi-once de feuilles de séné, avec une demi-drachme de sel de nitre et une pincée d'anis.

Après s'être ainsi purgé, on commencera l'usage des eaux, qu'on prendra toujours chaudes, le matin, à jeun, ne mangeant que cinq heures après. La quantité est variable selon le sexe, l'âge, le tempérament : elle sera de deux livres le premier jour, de trois livres le deuxième jour, de quatre livres le troisième jour, et de cinq livres le quatrième jour. Cette dernière quantité est la plus grande qu'on en doive prendre. On en boira encore, pendant les trois jours suivants, cinq livres par jour, ce qui complétera la semaine d'eau. La dose de chaque jour devra être prise en quatre fois, à un intervalle d'une demi-heure à une heure chaque fois.

Il conviendra de ne pas se coucher immédiatement après avoir bu de l'eau; il conviendra, au contraire, de faire alors un peu d'exercice pour aider à son action.

Après avoir usé ainsi des eaux pendant une semaine, on gardera le plus grand repos pendant deux jours. Seulement ceux pour qui les bains seraient alors indiqués pourraient en faire usage. Ce serait le cas des personnes affectées de douleurs dorsales, de relâchement de nerfs, de paralysie, d'incontinence d'urine, de chute du rectum, d'une descente de matrice, de stérilité.

Après les deux jours de repos, on recommencera l'usage des eaux pendant une semaine, en procédant comme il a été fait pendant la première semaine.

On prendra ensuite des bains, s'ils sont indiqués, pendant les deux jours suivants.

De nouveau, on revient à l'usage des eaux pendant une troisième semaine, avec les modifications ci-après : on ne boira que quatre livres d'eau le premier jour, trois livres le deuxième jour, et deux livres seulement par jour les cinq jours suivants. Après cette troisième semaine, le malade cessera tout à fait l'usage des eaux, alors même que la continuation en paraîtrait le mieux indiquée.

Régime.

Pendant toute la durée du traitement, il conviendra de manger moins le soir que le matin, et de rester toujours sur son appétit. On évitera en même temps d'user de fromage, de viandes salées et autres aliments épicés, comme aussi de poisson, de lentilles, de pois chiches, de fèves, de haricots et autres aliments qui causent des vents. Tous les acides sont également à éviter. Le lait sera prohibé, à l'exception de sa partie séreuse connue sous le nom d'*El miss*, et qui est bonne à prendre.

Après avoir cessé l'usage des eaux, on prendra l'un des deux purgatifs mentionnés plus haut; on y substituera, si l'on veut, le suivant :

Une once d'aloès succotrin, demi-once de gomme ammoniaque du Khorassan, une drachme de nitre. On mêlera le tout pour en former des pilules qu'on prendra à la dose d'une demi-drachme à une drachme.

Eaux en bain.

L'usage des eaux en bain, comme en boisson, doit être précédé par un purgatif, à moins qu'on n'ait commencé le traitement en les prenant en boisson. Il ne faut entrer dans le bain ni à jeun, ni après avoir trop mangé. Le soir, on ne se baignera que cinq heures après le dernier repas. Le moment le plus favorable pour se baigner est une heure après le lever du soleil. On restera dans le bain une heure, si la température en est peu élevée ; une demi-heure seulement dans le cas contraire.

Eaux en boisson et en bain.

Pendant tout le temps de l'usage des eaux, soit en boisson, soit en bain, on ne saurait trop se garantir d'un air trop vif. On évitera, autant qu'on le pourra, de se mettre en colère et de se laisser aller au chagrin et autres affections tristes.

La connaissance des eaux d'Hammam-Lif doit remonter à la plus haute antiquité; si voisines de Carthage et si remarquables en même temps, elles ne peuvent avoir échappé à ses premiers habitants, mais tout document nous manque à cet égard. Il nous faut descendre jusque vers la fin de la domination des Romains en Afrique pour en trouver les premières traces dans l'histoire. D'après un témoignage irrécusable, que nous donnerons plus loin, ce sont les *Aquæ persianæ* auxquelles Apulée alla demander la guérison de son entorse; écoutons-le se félicitant des bons résultats qu'il en avait obtenus :

Quum primum igitur apud persianas aquas, leni temperie, nec minus utique blando fomento, gressum recuperavi ... APULEII FLORIDES, XVI.

(Mais, grâce aux eaux persiennes, à leur douce température, à leurs douches salutaires, j'ai recouvré la faculté de marcher... LES FLORIDES D'APULÉE, XVI.)

Bien que les *Aquæ persianæ* dussent être très-fréquentées par les Carthaginois, il est remarquable qu'Apulée soit le seul écrivain ancien qui les mentionne. Perseus (Julius), dont elles portaient le nom, était contemporain d'Apulée, qui en parle en même temps que de Sabidius Severus, tous deux illustres par leurs services, leur éloquence, leur patriotisme et l'éclat des honneurs dont ils étaient revêtus. Ces deux personnages, nous apprend encore Apulée, étaient unis par les liens de la plus étroite amitié, ne rivalisant entre eux que par leur amour pour Carthage (*uter eorum magis Carthaginem diligat*). Apulée les désigne comme étant de ses amis familiers, et il nomme jusqu'à trois fois, dans le même chapitre, Perseus, la troisième fois pour nous apprendre qu'il parlait à la fois, et très-bien, le grec et le latin (1).

A travers les constructions musulmanes qui s'élèvent dans le pourtour des deux sources, apparaissent çà et là des restes de constructions de l'époque romaine. Nous ne reviendrons pas sur ce que nous avons déjà dit à ce sujet, à l'occasion de la source supérieure, mais nous avons besoin d'ajouter que c'est non loin de cette source, dans des fouilles pratiquées en 1854, pour la fondation de l'établissement de Sidi Mohamed-ben-Ayed, qu'a été découvert le monument qui fixe, d'une manière si précise, à Hammam-Lif, les eaux persiennes d'autrefois (2). Ce monument consiste en une grande dalle, en beau marbre blanc, qui servait sans doute d'architrave à la porte de l'établissement romain, et portant l'inscription suivante :

AESCVLAPIO

IVLIVS PERSEVS CONDIT. IIII. P. C.

Cette inscription, d'après M. Rénier, si habile dans la lecture des monuments épigraphiques, doit se lire ainsi :

Aesculapio, ... *Julius Perseus*, *Cond* (*uctor*) *quatuor p*(*ublicorum*), *p*(*onendum*) *c*(*uravit*).

(1) Op. cit.

(2) C'est ce que Dureau de la Malle avait déjà soupçonné dès 1835, c'est-à-dire dix-neuf ans avant la découverte qui l'établit sans réplique.

(Selon le même savant, il manque, au commencement de la deuxième ligne, la lettre initiale du prénom du personnage.)

Ainsi interprétée par M. Rénier, il en résulte que Julius Perseus était fermier des quatre impôts de la province d'Afrique, impôts qui se composaient de l'impôt sur les propriétés, de la capitation, du vingtième des successions et du quarantième du prix des marchandises importées.

Et, maintenant, si nous admettons, ce qui, du reste, paraît avoir été assez bien démontré par Dureau de la Malle, que le martyre de saint Patrice eut pour théâtre, non la Bithynie, mais l'Afrique, très-vraisemblablement ce grand sacrifice se serait accompli aux eaux persiennes, et ce serait en regard de ces eaux sortant du sein de la terre qu'aurait été adressée au martyr cette question du proconsul Julius :

Edissere quo auctore fervens hæc aqua tantum ebulliat ?

(Dis-moi quelle est la cause qui rend ces eaux bouillantes ?)

Patrice, pour le dire en passant, répond en donnant une théorie fort raisonnable de l'origine des eaux thermales en général, théorie qui, il nous faut bien le remarquer, avait déjà été donnée par saint Pion, son prédécesseur dans le martyre (1). On y remarque ces paroles adressées au proconsul : « Cette flamme qui s'échappe des bou-« ches de l'Etna, en Sicile, n'est pas très-loin de vous, et peut s'offrir « à vos yeux toutes les fois que vous voudrez la regarder. » Et Dureau de la Malle s'en étaye, avec raison, pour corroborer son opinion sur le lieu du martyre de l'évêque Patrice, car « il est évident, dit le sa-« vant académicien, que, de Prusa en Bithynie, on ne peut voir les « éruptions de l'Etna, qui sont, au contraire, très-visibles du cap Bon « et de plusieurs autres points de la côte, depuis Carthage jusqu'à « Bizerte. »

Dureau de la Malle rappelle, à cette occasion, que de Lilybée, en Sicile, Strabon voyait les vaisseaux qui sortaient du port de Carthage. Un autre argument donné par le même académicien pour établir que le martyre de saint Patrice a dû se passer ailleurs qu'en Bithynie, c'est la faible température des eaux thermales de cette contrée, laquelle, d'après son collègue, M. Texier, qui a visité les lieux, n'est que de 28 à 29° centigrades. Que si Dureau de la Malle avait alors connu la température des eaux d'Hammam-Lif, que nous lui

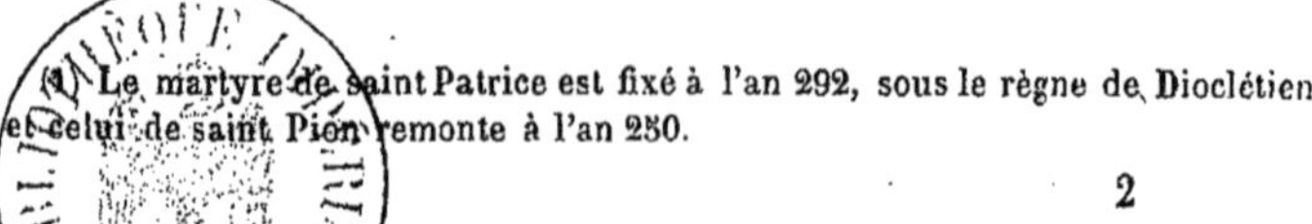

(1) Le martyre de saint Patrice est fixé à l'an 292, sous le règne de Dioclétien, et celui de saint Pion remonte à l'an 250.

2

avons fait connaître au retour de notre dernier voyage à Tunis (1), nul doute que son opinion sur le lieu du martyre de saint Patrice n'eût été formulée avec moins d'incertitude encore qu'elle ne l'est.

Quant à l'objection qu'on pourrait faire, que les eaux thermales d'Hammam-Lif ne sont pas bouillantes comme l'auraient été celles où le saint a été précipité, nous dirons que ces eaux sont pourtant assez chaudes pour faire éprouver un sentiment de brûlure à des personnes qui, placées dans leur voisinage, en recevraient des éclaboussures. Et puis, d'ailleurs, on nous accordera sans doute aisément qu'il ne faut pas prendre l'expression latine à la lettre. Nous ne pouvons donc être arrêté pour fixer aux eaux d'Hammam-Lif, avec Dureau de la Malle, le martyre de saint Patrice par ce que nous apprend encore l'acte de son martyre, à savoir que, lorsqu'on le précipita dans les eaux, les gouttes qui en jaillissaient brûlaient les soldats assemblés autour du bassin où elles arrivaient :

Stillæ absistentes a thermis circumstantes milites urebant.

Plus haut, nous avons mentionné quatre murs romains placés entre les deux sources, ainsi que d'autres constructions et des matériaux de même origine. Outre ces vestiges romains offerts par l'établissement, il en est encore d'autres épars dans les environs, et tous témoignent suffisamment de l'emplacement d'une population ancienne. Or, cette population devait avoir quelque importance, tant à cause de son voisinage de Carthage, qu'à cause des eaux thermales qui s'y trouvaient, et qui sans doute étaient très-fréquentées. Dureau de la Malle soupçonne que ce pourrait être *Pertusa*, qui était le siége d'un évêché (*episcopus Pertusensis*), lequel siége, selon la même autorité, pouvait avoir été occupé par l'évêque et martyr Patrice, le même dont il a été question plus haut. Mais, pour admettre cette assertion du savant académicien, il faut supposer, comme il le fait lui-même, que le mot *Pertusa*, par une erreur de copiste, aurait été changé en celui de *Prusa* (2), localité où quelques martyrologues placent le siége de l'évêque Patrice. D'un autre côté, *Pertusa*, située à 14 milles de Carthage (et à 4 milles de *Ad Mercurium*, aujourd'hui *Mohammedia*), était à l'ouest de cette ville, sur la route des deux Hippones, *Hippo Zarytus* et *Hippo Regius* (3), tandis que la ville encore

(1) *Lettre sur les eaux thermales du nord de la Tunisie*. Alger, 28 février 1857.

(2) Ou *Brusa*, aujourd'hui Brousse.

(3) Près Bône, en Algérie. *Hippo Zaritus* est aujourd'hui Bizerte, petite localité si abondante en poisson et en toutes sortes de gibier.

inconnue en était tout à fait au sud. Mais toujours est-il que si cette dernière n'était pas *Pertusa*, *Pertusa* n'en était pas éloignée, et que, si son évêque a subi le martyre aux eaux d'Hammam-Lif, comme Dureau de la Malle cherche à l'établir, il pouvait y avoir été amené de son siége. Quant à la présence du proconsul dans cette même localité, elle se trouverait suffisamment expliquée par le fait même des eaux thermales que le proconsul carthaginois y serait venu prendre.

Nous terminerons le peu que nous pouvions dire du martyre de l'évêque Patrice en faisant remarquer que Dureau de la Malle n'aurait pas été éloigné d'admettre qu'il se serait accompli dans l'enceinte même de Carthage, en admettant, préalablement, que cette ville aurait eu des thermes entretenus soit par les eaux d'Hammam-Lif, soit, mieux encore, par celles de Gourbès, dont la température, comme nous le verrons en son lieu, est de beaucoup supérieure à celle des premières. Mais, admettre que Carthage aurait eu, dans son enceinte, des thermes entrenus ou alimentés par les unes ou par les autres des eaux dont nous parlons est une hypothèse qui ne saurait être étayée sur aucune trace des constructions qu'une pareille œuvre eût nécessitées.

Eaux thermales de Gourbès (1).

Les voyageurs, même les plus modernes, sont d'une aridité désespérante sur les eaux thermales de Gourbès ; qu'on en juge :

« En avançant encore de deux lieues (de Mraïsah), dit Shaw, « p. 198, on rencontre la baie de Gurbos, ou Hammam-Gurbos, « l'ancienne *Carpis*, où il y a un bain chaud et quelques ruines (2).

« Corbos, dit Peyssonnel, p. 189 (3), est situé au bord de la « mer, au pied d'une montagne appelée Gibel-Corbos, où il y a des « bains chauds, comme ceux de la Emmamelif. »

« Il y a dans ce lieu, dit Desfontaines, p. 87 (4), parlant de « Gourbès, qu'il appelle *Corbus*, un bain d'eau très-chaude ; le ther- « momètre y monte à 46°. »

(1) Les Arabes prononcent *Kourbès* et *Korbès*, comme l'écrit le consul Pellissier, qui a résidé en Tunisie. Cette prononciation, outre qu'elle est la plus exacte, se rapproche plus que celle de *Gourbès* de l'ancienne appellation de la localité, *Carpis* et *Carpe* : nous n'en conservons pas moins celle de *Gourbès*, la plus généralement usitée parmi les voyageurs.

(2) *Op. cit.*

(3) *Op. cit.*

(4) *Op. cit.*

« Korbès, dit Pellissier, p. 76 (1), est un petit hameau célèbre « par des eaux thermales très-estimées et très-fréquentées. »

A ce peu de renseignements fournis par les auteurs sur les eaux de Gourbès ajoutons le silence *absolu* qu'en garde Joseph Guïr qui, pourtant, dit un mot de celles de Gabès, bien que plus éloignées de Tunis et bien moins importantes que celles de Gourbès. Qu'en conclure? sans doute qu'elles n'étaient pas fréquentées de son temps par les Tunisiens, ce qui pouvait tenir à la difficulté de s'y rendre, soit par mer, soit par terre. (Voir, à la fin, la relation de l'excursion que nous y avons faite de Tunis en 1856.)

Les eaux, avec le hameau qui s'y rattache, sont situées sur la côte occidentale du cap Bon, le Ras-Addar des Arabes, au bas d'une gorge de montagne, sur le territoire des *Frachich*. De ce point, la vue peut s'étendre sur toute la côte de Tunis, et particulièrement sur l'emplacement de Carthage, qui s'en trouve tout à fait en face (2).

La gorge de montagne au bas de laquelle sont les eaux court est-ouest; et, comme la montagne est très-élevée, en même temps que sa gorge est très-inclinée, il en résulte que le soleil n'apparaît aux baigneurs, du haut de la montagne, que lorsqu'il est déjà parvenu à une certaine élévation au-dessus de l'horizon; mais, en revanche, il ne les quitte que pour se plonger dans les flots, dans la direction de Carthage.

La montagne dont nous venons de parler est des plus escarpées; elle est constituée par un calcaire ferrugineux, avec une argile de même nature, et par des blocs, plus ou moins considérables, d'un grès rougeâtre. A sa base, du côté de la Kouba de Sidi-er-Reïs, dont nous avons à parler plus loin, est un banc sablonneux paraissant être d'une grande puissance.

Les eaux de Gourbès, comme celles d'Hammam-Lif, sont aussi fournies par deux sources que je désignerai également, comme les premières, sous le nom de *source d'en haut* ou *source supérieure*, et de *source d'en bas* ou *source inférieure*. Celle-ci est la première qui

(1) *Op. cit.*

(2) L'antique cité est aujourd'hui signalée au loin par la chapelle construite sur le monticule d'où s'élevait le temple d'Esculape, et où l'on suppose que mourut Saint-Louis. C'est une misérable construction dont les murs sont en moellons, avec deux colonnes intérieures qui sont en plâtre. Or, des colonnes du plus beau marbre saillent encore, çà et là, du sol de Carthage. La chapelle de Saint-Louis, nom de la chapelle dont nous parlons, n'en a pas moins beaucoup coûté à notre gouvernement d'alors, celui de Louis-Philippe, à qui on en doit la construction.

se présente lorsqu'on arrive à Gourbès, soit par mer, soit par le chemin dit du bord de la mer, par opposition à celui dit de la montagne, qui est le chemin que nous avons suivi pour nous y rendre.

Source d'en haut ou source supérieure.

Elle apparaît un peu au-dessus de deux citernes romaines dont nous parlerons plus loin, et se rassemble dans un bassin à ciel ouvert. Ce bassin, de forme ovalaire, mesure de dix à douze mètres de pourtour ou circonférence. Le fond en est occupé par une épaisse couche de sable incessamment soulevée, sur tous les points, par le jaillissement des eaux dont la température ne varia que de 50 à 60°, selon le point du bassin où nous la prenions. Il était alors de midi à une heure, et la température extérieure était de 15°. Les pierres entourant la source, immergées ou non, étaient incrustées d'une abondante conferve. La source, à la visite que nous en fîmes, était tout entourée de femmes accroupies et faisant infuser à sa surface, dans des vases de terre, de la mélisse et des thyms de la montagne d'où sortent les eaux. C'est une infusion que les indigènes sont dans l'usage de boire en prenant leurs bains. Outre qu'elle se fait à la chaleur même de la source, comme nous venons de le voir, elle se fait aussi avec l'eau qu'on y puise.

Source d'en bas ou source inférieure.

Elle perce le sol tout près de la mer, à une centaine de mètres plus bas que la première, dont elle n'est séparée que par l'établissement à l'usage des baigneurs européens. Sa température est un peu plus élevée que celle de la première source, mais cette différence de température, généralement admise par les baigneurs, est plus appréciable à la main qu'au thermomètre. Elle pourrait tenir au recouvrement de la source par une voûte toujours pleine d'une vapeur abondante, et qui ne pourrait être utilisée sur place, à raison de sa haute température.

De la source partent deux canaux pour la conduite des eaux : l'un va alimenter, sous de misérables huttes ou cabanes, de non moins misérables baignoires à l'usage des indigènes, et l'autre, l'établissement européen déjà mentionné.

Cet établissement, situé tout à fait sur le bord de la mer, consiste en une maison assez bien bâtie en maçonnerie, et n'ayant qu'un étage qui sert d'habitation aux baigneurs. Au rez-de-chaussée, où se rendent les eaux, sont deux baignoires seulement; elles sont en marbre. La maison ne peut admettre que deux ou trois familles au plus. Nous n'y trouvâmes qu'un seul malade, qui était le consul général des Deux-Siciles.

Les huttes ou cabanes destinées à l'habitation des indigènes sont en bois, et au nombre de douze. Dans chacune est une baignoire ou, pour mieux dire, une fosse creusée dans la terre, et ayant à peu près les dimensions du corps, en longueur et en largeur. Les eaux du canal dont nous avons parlé y pénètrent latéralement par une ouverture que le baigneur ouvre et ferme à volonté avec un chiffon ou quelque autre objet *ad hoc*. Tout à côté de chaque fosse est un espace d'égales dimensions à peu près; il est recouvert par quelque lambeau de natte ou de tapis que le malade aura apporté avec lui, et c'est tout à la fois le lit et la table à manger du baigneur.

Les deux sources, après avoir alimenté les deux établissements, se réunissent et se déversent à la mer en passant sur une plate-forme constituée par le dépôt qu'elles y laissent. Ce dépôt est tout incrusté de la même conferve qui incruste aussi les pierres de la source supérieure, de telle sorte qu'il se présente sous l'agréable aspect d'un tapis de verdure.

Outre les deux sources utilisées, il en est encore plusieurs autres, mais moins importantes et situées au-dessus, à différentes élévations de la montagne. Ces sources, le manque de temps nous a empêchés de les visiter. Nous n'avons pas visité non plus une autre source, située derrière un rocher baigné par la mer, au nord de *Gourbès*, et qu'on nous a fait voir de la main. Cette source, dont la température est peut-être moins élevée que celle des autres, par suite de l'eau de mer qui s'y introduirait, est habitée par des tortues ou émydes, et de là le nom qu'elle porte : *Source de la tortue, source des tortues* (1). Non loin de cette même source, il y en a plusieurs autres sous marines, c'est-à-dire se faisant jour sous la mer, à laquelle elles communiquent, sur les points d'où elles sourdent, une assez haute température. Rappelons, à cette occasion, qu'il existe aussi à la Basse-Terre (Guadeloupe) des sources thermales sous-marines. Ces sources sont à la fois nombreuses et rapprochées les unes des autres. Elles font constamment bouillonner, sur une

(1) L'*Emys sigriz*, qu'on rencontre dans tout le nord de l'Afrique, paraît pouvoir supporter une haute température. Comme nous l'avons vu précédemment, Desfontaines l'a rencontrée dans celle des deux sources d'Hammam-Lif dont la température est la plus élevée, et nous verrons plus loin qu'une emyde vénérée vit, depuis un temps immémorial, dans la source thermale de Bou-Chater.

grande surface, la mer sous laquelle elles jaillissent. De là le nom de *Bouillante* imposé à la partie de l'île sur la côte de laquelle elles se trouvent, et qui s'appelle le *quartier de la Bouillante.*

Propriétés physiques.

Fort semblables, sous tous les rapports, à celles d'Hammam-Lif. Leur température, comme nous l'avons déjà vu, est de 59 à 60° centigrades.

Composition.

L'analyse, comme celle des eaux d'Hammam-Lif, en a également été faite à Bône, et par le même chimiste, avec des échantillons aussi rapportés par nous à l'époque précitée : il en résulte que leur composition, pour un kilogramme d'eau, pourrait être représentée conformément au tableau ci-après, tous les sels étant supposés à l'état anhydre (1) :

	Quantité.	
Acide carbonique libre	95 cc. 5	
Acide silicique	traces	
— phosphorique	0	02530
Carbonate de chaux	0	31380
— de magnésie	0	01550
— de fer protoxydé	0	00910
Sulfate de chaux	1	81349
— de soude	0	22828
— de potasse	0	16592
Chlorure de sodium	6	53243
— de magnésium	0	60624
— de calcium	0	74957
Bromure de magnésium	0	01505
Matière organique (Barégine ?)	0	09000
Perte	0	00532
Total	10	60000 (2).

(1) Une analyse en avait déjà été faite à Livourne. Le résultat s'en trouve dans un ouvrage que nous n'avons pu nous procurer, et dont l'auteur est le docteur Castel-Nuovo, qui a séjourné à Tunis comme médecin attaché à la cour.

(2) *Op. cit.*

Composition du dépôt formé par les eaux en se déversant à la mer, d'après une analyse faite au laboratoire des mines d'Alger, par M. Simon.

Acide sulfurique	0,01804	Sulfate de chaux	0,03067
— carbonique	0,39872	Carbonate de chaux	0,86244
Chaux	0,49560	— de magnésie	0,03729
Magnésie	0,01804		
Sable siliceux blanc			0,01700
Argile, oxyde de fer, traces de phosphate / Arseniate de magnésie (0,003)			0,04500
Eau combinée et hygrométrique			0,00800
		Total	1,00040

Nota. — La magnésie combinée avec l'arsenic, dont la quantité est à peu près de 0gr,001, est comptée en excès dans le tableau ci-dessus.

L'auteur de l'analyse des eaux de Gourbès et d'Hammam-Lif, M. Leprieur, se livre, sur la composition de ces deux sources, à des considérations que nous devons reproduire.

« Ce qui frappe d'abord dans la composition de l'eau d'Hammam-« Gourbès, aussi bien que dans celle d'Hammam-Lif, c'est la pro-« portion énorme de principes fixes que les eaux renferment. On « constate en outre, entre les deux eaux, une grande analogie, tant « sous le rapport de la composition que sous celui de la relation « numérique des principes minéralisateurs. Dans toutes deux, en « effet, on reconnaît une prédominance extrême du chlorure de so-« dium et une quantité très-considérable de sulfate de chaux, quan-« tité qui, dans l'eau d'Hammam-Gourbès notamment, dépasse « presque les limites de la solubilité de ce sel. Il existe cependant, « entre les deux eaux, des différences notables, et, pour les rendre « plus sensibles, nous avons calculé en centièmes, pour chacune « d'elles, la composition du résidu fixe. » Ce calcul de M. Leprieur fait le sujet du tableau suivant :

Tableau.

DÉNOMINATIONS DES PRINCIPES MINÉRALISATEURS.	HAMMAM-LIF.	HAMMAM-GOURBÈS.
Acide carbonique libre.............	220 cc 6	95cc 5
Acide silicique....................	0 510940	»
— phosphorique	»	0 23868
Carbonate de chaux.................	2 067880	3 24332
— de magnésie	0 877370	0 14622
— de protoxyde de fer........	traces.	0 08584
Sulfate de chaux................	11 192700	17 10839
— de potasse................	0 807220	1 56528
— de soude................	0 796350	2 15358
Chlorure de sodium...............	71 168610	61 62669
— de calcium	7 956930	7 07141
— de potassium	0 508020	»
— de magnésium	4 073280	5 71922
Bromure de magnésium	0 015250	0 14198
Matière organique...................	»	0 84905
Perte	0 254500	0 05034
Total....................	100 000000	100 00000

« L'examen attentif de ce tableau, continue M. Leprieur, démontre très-clairement que si certains principes existent presqu'en même proportion dans le résidu fixe, d'autres, au contraire, prédominent dans l'une ou dans l'autre des deux eaux. Tous ces principes n'ont pas une égale action sur l'économie, et le brôme doit, selon nous, être considéré comme le plus important. A ce titre seul, l'eau d'Hammam-Gourbès l'emporterait déjà de beaucoup sur celle d'Hammam-Lif, mais la présence de l'acide phosphorique, celle du fer et de la matière organique, qui ne doivent pas être sans action sur l'économie, viennent augmenter encore, dans une proportion considérable, sa valeur thérapeutique. »

Les eaux de Gourbès, comme celles d'Hammam-Lif, appartiennent au groupe des eaux salines. Or, parmi nos eaux salines de France, les eaux de Balaruc et de Bourbonne sont celles qui s'en rapprochent le plus, tant sous le rapport des principes fixes que sous celui de leurs proportions dans l'eau. C'est ce qui résulte des recherches de M. Leprieur, qui étaye son opinion en reproduisant, ce que nous allons faire à notre tour, la composition des eaux de Balaruc et de Bourbonne.

Composition des eaux de Balaruc, analyse de M. Figuier.

Acide carbonique libre....................	6 p. cubes.
Chlorure de sodium..........................	7,417
— de calcium........................	0,908
— de magnésium..................	1,375
Carbonate de chaux..........................	1,167
— de magnésie..................	0,092
Sulfate de chaux..............................	0,700
— de fer................................	traces.
Total........	11,639

Composition des eaux de Bourbonne, analyse de M. Desfosse.

Bromure et (chlorure ?) de potassium.........	0,069
Chlorure de calcium........................	0,081
— de sodium........................	5,352
Carbonate de chaux........................	0,158
Sulfate de chaux..............................	0,721
Matière organique............................	traces.
Total..........	6,381

Ajoutons que, sous le rapport de leur température, les eaux d'Hammam-Lif et de Gourbès, mais surtout les dernières, se rapprochent plus des eaux de Bourbonne que de celles de Balaruc, ainsi qu'il ressort du tableau comparatif ci-après :

Température des eaux Hammam-Lif.......	50°.
— des eaux de Gourbès........	60°.
— de Balaruc.................	47°.
— de Bourbonne..............	58°.

Propriétés médicales.

Les eaux se prennent en boisson, en bain ordinaire et en bain de vapeur. Il y a des malades, surtout parmi les indigènes, qui les prennent alternativement sous ces trois formes. Les derniers sont dans l'habitude de les boire après y avoir fait infuser des plantes aromatiques, infusion dont nous-avons déjà parlé plus haut.

Prises en boisson, les eaux purgent sans occasionner ni coliques ni pesanteur à l'estomac. Elles conviennent dans les engorgements abdominaux, dans les maladies rhumatismales et arthritiques, dans les affections syphilitiques, cutanées et autres, qui ont résisté aux mercuriaux. M. le docteur Costa, l'un des médecins de la cour de Tunis, en a obtenu les meilleurs résultats dans ces dernières affections. Le même médecin assure n'avoir pas été moins heureux dans d'autres maladies qui avaient résisté à tous les traitements. Les autres praticiens de Tunis ne se louent pas moins que le docteur Costa des avantages qu'ils ont retirés des eaux de Gourbès dans bien des cas de maladies rebelles à d'autres traitements. Aussi, l'un des derniers beys de Tunis, le bey Ahmet, dans sa longue maladie, y a-t-il passé quelque temps, accompagné de son médecin (1). Nous pourrions nous dispenser de dire qu'elles sont considérées et par les médecins et par la population comme de beaucoup plus actives que celles d'Hammam-Lif, opinion suffisamment corroborée par leur composition. Pourquoi donc sont-elles moins fréquentées que celles d'Hammam-Lif? C'est que, outre qu'elles sont plus éloignées de Tunis que les dernières, il est difficile de s'y rendre par terre, comme nous le verrons plus loin, et que l'on est quelquefois obligé de revenir sur ses pas lorsqu'on s'y rend par mer. En effet, il arrive souvent que la côte de Gourbès est absolument inabordable, alors que celle de Tunis est des plus calmes. Aux inconvénients inhérens au voyage de Tunis à Gourbès, soit par terre, soit par mer, ajoutons que l'on manque sur le dernier point, par l'absence d'une population fixe, de toute ressource alimentaire, de sorte que le baigneur, après y avoir transporté ses effets de literie et autres, est encore obligé d'y faire venir de Tunis, à de courts intervalles, son pain et tous ses autres moyens de subsistance. Aussi n'est-ce pas à Gourbès qu'il faut aller demander le confortable et cette vie de luxe et d'animation de nos thermes européens. Un jour, sans doute, cet état de choses changera; il changera avec l'état général du pays, qui tend à s'améliorer chaque jour davantage. Toujours est-il que les eaux de Gourbès sont au nombre des eaux thermales les plus remarquables de tout le nord de l'Afrique, tant sous le rapport de

(1) Le bey Ahmet est le premier qui, à l'exemple de Méhemet-Ali, ait cherché à introduire notre civilisation dans ses Etats. Sa visite à la cour de Louis-Philippe, peu après son avénement, témoignait déjà de ses idées avancées.

leur température, que sous celui de leur composition et de leur efficacité par conséquent.

Le cap Bon, sur la côte occidentale duquel sont les eaux de Gourbès, est le *Promuntorium Hermaeum vel Mercurii.* On peut supposer, avec Shaw, que c'est sur cette partie de la côte africaine que Virgile fait aborder le héros qui, bientôt après, selon la fiction du poëte, captivait et abandonnait la fondatrice de Carthage.

A l'extrémité du cap était la ville d'*Hermes* mentionnée par Scylax et par Procope, et que le consul Pellissier croit retrouver à *El Aouria,* où sont des ruines anciennes. A deux kilomètres de ces ruines, sur le bord de la mer, sont d'anciennes carrières qui paraissent être celles dont parle Strabon. Ce sont de vastes et hautes excavations arrivant à la surface du sol, et qu'elles percent par des ouvertures carrées. Dans beaucoup de ces excavations sont des blocs à demi détachés de la carrière par des mains disparues dans la poussière des siècles; dans une autre est un bloc naturellement détaché de sa voûte, et dont la forme est celle d'un chameau accroupi, comme lorsque l'animal se dispose à recevoir une charge sur le dos. Ce bloc est connu des indigènes sous le nom de *chamelle;* car, outre qu'ils lui reconnaissent la forme d'un chameau, ils lui reconnaissent aussi les attributs d'une femelle.

Les eaux de Gourbès sont mentionnées dans Strabon, XVII, et dans le Périple de l'*Anonyme*, sous le nom de *Therma.* C'est la station *Ad Aquas* de la Table de Peutinger, ce sont les *Aquæ calidæ* de Tite-Live, qui en parle à l'occasion de la flotte de C. Octavius, qui fut dispersée par une tempête, entre Carthage et le cap Bon. Cette flotte, venant de Sicile, se composait de 30 vaisseaux longs et de 200 vaisseaux de charge ou de transport. Presque tous ceux-ci, sinon tous, furent jetés à la côte, les uns sur l'île de Zembra, l'ancienne *Ægimurus* (1), à environ 30 milles de Carthage, et les autres en face même de cette ville, à la hauteur des eaux de Gourbès. Tout ce désastre se passait sous les yeux des habitants de Carthage; ils demandaient à grands cris qu'on ne laissât pas échapper une proie qu'on avait, en quelques sorte, entre les mains, et c'est alors qu'Asdrubal, d'après les ordres du sénat, fut envoyé à Egimure, à la tête d'une flotte de cinquante vaisseaux, avec mission d'y recueillir les vaisseaux qui se trouvaient naufragés sur différents points de l'île. Et Tite-Live continue ainsi :

(1) Il y avait deux *Ægimurus*, la grande et la petite, les Zembra et Zembretta de nos jours.

Desertæ fuga nautarum, primum ab Ægimuro, dein ab aquis onerariæ Carthaginem puppibus tractæ sunt. Lib. XXX, sect. 24.

(Abandonnés par leurs équipages, qui avaient pris la fuite, les bâtiments de transport furent remorqués d'Egimure d'abord, puis des eaux (*Aquæ calidæ*) à Carthage. Liv. XXX, sect. 24.)

Le hameau de Gourbès ou Gurbos, qui consiste entièrement dans les habitations des baigneurs, est l'ancienne *Carpis* nommée par Pline et Ptolémée; c'est la *Carpe* de Strabon, que nous retrouvons dans la table de Peutinger.

Bien que *Carpis* ou *Carpe* ait été le siége d'un évêché, — car on connaît un évêque de *Carpis*, du nom de *Secundus*, qui figura dans un concile, — Carpis ne paraît pas avoir jamais été bien considérable : sa position au bas d'une étroite gorge de montagne, d'une part, et, de l'autre, tous les accidents de terrain qui s'y trouvent, s'opposaient également à son extension.

Il reste çà et là, de l'ancienne *Carpis*, des pans de mur indiquant des enceintes de maisons et leurs séparations intérieures. Ses restes ou ruines les plus remarquables sont celles d'un édifice qui devait avoir de l'importance; elles consistent en des assises, encore assez nombreuses sur plusieurs points, de grandes et belles pierres de taille. Ces ruines s'étendent depuis la source supérieure ou d'en haut, côté droit, arrivant à Gourbès par mer, jusque sur le bord même de la mer, qu'elles surplombent en quelque sorte. L'édifice, qu'on devait apercevoir de Carthage, était, selon toute probabilité, la demeure ou habitation des baigneurs carthaginois.

Viennent maintenant les deux citernes dont nous avons déjà parlé à l'occasion de la *source d'en haut ou source supérieure*. Ces deux citernes sont vastes ; l'une sert encore aux besoins de la population, et l'autre pourrait être facilement restaurée. Aujourd'hui, l'eau y arrive de la montagne par des canaux ou conduits à ciel ouvert; autrefois, sans doute, il en était autrement. Alors l'eau devait arriver aux citernes par un aqueduc en rapport avec la bonne et belle construction des citernes, et peut-être que cet aqueduc était celui dont on retrouve des restes dans le haut de la montagne. Ces restes ou ruines ont été vues par M. le docteur Costa, que nous avons déjà nommé, et qui a vu aussi, dans la même partie de la montagne, les ruines d'un petit édifice qu'il suppose être celles d'un temple. Nous ne saurions dire si ces ruines se rattachent à d'autres situées près d'un petit hameau dominant la montagne, et qui font songer à Néphéris, dont elles paraissent occuper la position.

Néphéris est désignée par Strabon comme voisine de Carpe, et placée sur une montagne en face de Carthage. Appien parle, dans les mêmes termes, de la position de Néphéris ; il nous apprend, de plus, que cette ville servit de retraite au peu d'alliés restés aux Carthaginois après leurs guerres, et qu'elle fut prise ensuite par le second Scipion, après vingt-deux jours de siége.

Nous terminerons ce qui nous reste à dire sur les eaux thermales de Gourbès par le court récit d'une excursion que nous y avons faite de Tunis par terre, en 1856.

Excursion, par terre, de Tunis à Gourbès.

Le 20 décembre 1856, dans l'après-midi, nous sortions de Tunis pour aller coucher à Sliman, village à 26 kilomètres de cette ville, dans l'est. Je voyageais avec mon fils, et nous étions en voiture. Un élève de notre consulat général de Tunis, M. Tissot, aujourd'hui consul à Andrinople, s'était joint à nous, et nous eûmes à nous en féliciter beaucoup, car M. Tissot est un homme à la fois très-instruit et fort aimable.

Nous passâmes, chemin faisant, devant Hammam-Lif, où nous devions nous arrêter en revenant. Depuis quelque temps déjà, il faisait nuit lorsque nous entrâmes à Sliman, sur lequel nous n'avions eu, pour nous diriger, que la pâle lumière qui éclairait quelques-unes de ses maisons ; car, plus d'une heure avant notre arrivée, notre conducteur, qui était un Maltais, avait perdu toute trace de chemin. Mais, hâtons-nous de dire, pour expliquer cette perte de la route par notre conducteur, que nous marchions alors en plein sable, sorte de terrain où le sentier de la veille a souvent disparu le lendemain. Cette disparition du sentier n'a pas seulement pour cause le vent, ce grand niveleur du désert, mais encore les inondations périodiques (l'hiver) auxquelles la contrée est exposée, par suite du débordement d'une foule de ruisseaux descendant des montagnes voisines. Ces inondations, souvent considérables, menacent alors le village lui-même, comme elles menaçaient autrefois *Neapolis*, qui n'en était pas éloignée, dans l'est, et qui a fini par disparaître.

Sliman (1) est situé au milieu d'une vaste plage sablonneuse, à 12 kilomètres d'Hammam-Lif. Il doit sa fondation aux Maures chassés de l'Andalousie sous le règne d'Isabelle la Catholique, et qui out

(1) Tous les voyageurs écrivent *Soliman*.

été reçus en *bienvenus* par le dey Othman, alors sur le trône de Tunis. Sliman a été plus peuplé et plus florissant qu'il ne l'est aujourd'hui, par son commerce d'huile d'olive et d'essence de rose. Les rosiers qui fournissent cette essence sont cultivés à la fois dans les jardins du village et en plein champ, dans les environs. C'est une espèce de petite plante, en quelque sorte herbacée, et qui tend moins à s'élever qu'à s'étendre, à la manière des plantes rampantes. Sa fleur, d'un rouge foncé, est aussi forte que sa tige est débile. Le parfum en est à la fois abondant et des plus suaves. ; il est musqué (1). Quant à l'huile d'olive, qui a toujours été un grand produit de la Tunisie orientale, elle se retire d'oliviers séculaires formant une forêt sur laquelle nous reviendrons.

Nous passâmes la nuit chez un Italien, où nous trouvâmes tout le confortable possible en pareil lieu. Nous bûmes, au souper, du vin dit de Carthage, vin que nous avions apporté avec nous, non de Carthage, mais de Bizerte, où un bon père capucin, ancien curé en Algérie (à Blidah), cultive la vigne avec succès. Il en fait un excellent vin dont il approvisionne son couvent de Tunis, alors dirigé par le vénérable évêque Rosalia. Le vin dont nous parlons est un vin blanc très-capiteux et fort semblable, sous ce rapport, à nos vins de Médéah et de Mascara, en Algérie.

Le lendemain, à sept heures du matin, nous continuions notre route. Dès notre sortie du village, nous entrâmes dans une magnifique forêt d'oliviers ; nous n'en vîmes la fin qu'à huit heures et demie. Sa plantation remonte aux Andalous dont il a été question plus haut, et qui ont introduit, dans leur nouvelle patrie, tout ce qu'ils possédaient d'utile et de bon dans leur patrie première. En quittant la forêt, nous nous engageâmes aussitôt sur une côte progressivement rapide, jusqu'à la kouba de Sidi-er-Reïs, où nous étions rendus une heure après, c'est-à-dire à neuf heures et demie.

Kouba est le nom que les musulmans donnent aux chapelles ou sanctuaires qui renferment leurs hommes vénérés ou saints. Sidi-er-Reïs était donc un saint ou marabout, pour me servir de l'expression arabe. Le lieu où il repose est entouré d'un vaste cime-

(1) Comme on le sait, la rose dont nous parlons, la *rose musquée* des Indigènes, est particulière à l'Afrique du Nord, ainsi que deux autres à fleurs blanches, connues sous le nom de Néceri, et qui exhalent aussi, à différents degrés, une odeur de musc. L'une est à fleurs doubles, et l'autre à fleurs simples. La première entre dans les plus beaux bouquets des indigènes ; la dernière, passée dans un fil une à une, et par le centre, sert à faire des guirlandes dont les Mauresques aiment à s'entourer le cou et la tête.

tière à la destination des indigènes des environs. On recherche, chez les musulmans, d'être inhumé dans le voisinage d'un marabout ; il leur semble qu'il communique au mort quelque chose de sa sainteté. Le cimetière, vu à une certaine distance, semblait couvert d'un tapis ou linceul de neige, aspect que lui donnait l'asphodèle (*Asphodelus racemosus*), alors dans toute sa floraison, et très-multipliée dans le cimetière. Nous nous rappelâmes de suite l'usage funéraire que les Romains faisaient de la même plante. Seulement, dans le cimetière musulman, la présence de l'asphodèle était le fait de la nature, non celui de la main de l'homme. A côté de cette plante, dans le même cimetière, croissait, magnifique de végétation, le *Thapsia garganica*, le *Bou-nefa* des Arabes (1), dont nous avons fait le sujet de recherches insérées dans le *Moniteur algérien* des 1er et 10 mars 1843 (2).

La Kouba de Sidi-er-Reïs est située à douze kilomètres de Sliman, à la base d'une montagne escarpée, et sur un sol sablonneux semblable à celui où se trouve Sliman. Le sable dont il se compose n'est que le détritus d'un sable formant roche au-dessous, où il constitue la base de la montagne sur le flanc de laquelle nous allions nous engager. Les voitures venant de Sliman ne peuvent s'avancer plus loin sur la route de Gourbès, qui n'est plus alors qu'un sentier. Force nous fut donc de laisser là la nôtre, et de continuer notre route à cheval. Bientôt, nous cheminions dans des broussailles où il nous fallait, à tout moment, quitter nos montures, soit pour monter, soit pour descendre, les arêtes ou crêtes sans fin que forme, en se portant abruptement à la mer, le flanc de la montagne que nous traversions horizontalement. Cette marche était des plus fatigantes, mais elle était compensée par l'admirable vue dont nous jouissions, chemin faisant. Quelle admirable vue, en effet, quel admirable panorama que toute cette baie de Tunis ou de Carthage, si pittoresquement encadrée par ses belles montagnes !... si éloquente surtout par les anciens et grands souvenirs qui s'y rattachent !... Et n'est-ce pas, en effet, dans cette baie, sur cette mer comprise entre le cap Bon et le cap Farina ou *Sidi-Ali-el-Mekhi* (les promontoires de Mercure et d'Apollon), que se sont livrés la plupart des combats de

(1) Le père de l'*utile*, l'*utilité par excellence*. Est très-employé dans la médecine arabe, pour remplir diverses indications. La partie de la plante ainsi employée est la racine, dont la forme est celle de la carotte.

(2) Il résulte de ces recherches que le *Thapsia garganica* est la plante figurée sur les médailles de la Cynéraïque, et si célèbre sous le nom de *Silphion* chez les Grecs, et sous celui de *Silphium* ou *Laserpitium* chez les Romains.

par les anciens et grands souvenirs qui s'y rattachent !... Et n'est-ce pas, en effet, dans cette baie, sur cette mer comprise entre le cap Bon et le cap Farina ou *Sidi-Ali-el-Mekhi* (les promontoires de Mercure et d'Apollon), que se sont livrés la plupart des combats de Carthage avec Rome?... N'est-ce pas aussi sur cette mer, tantôt sur cette mer elle-même, tantôt sur les côtes qu'elle baigne, que se sont accomplis d'autres événements qui figurent au nombre des plus grands, des plus mémorables de l'antiquité?....

Tout en cheminant sur un des points culminants du sentier, nous nous trouvâmes sur une mosaïque dont nous détachâmes quelques fragments; des deux côtés du même sentier, à droite et à gauche, étaient d'autres vestiges romains consistant en des matériaux identifiés, en quelque sorte, avec le sol de la montagne. Là, sans doute, était une *villa;* la position n'en pouvait être mieux choisie. On y domine une grande étendue de la côte, côte aujourd'hui si silencieuse, autrefois si animée; là étaient, avec Maxula, déjà nommée, Nisua (Ptolémée), ou Misua (Pline et autres auteurs latins), que Pellissier place à Sidi Daoud, et la si mémorable Aquilaria, où aborda Curion dans la guerre de César en Afrique. Aquilaria, selon Pellissier, se serait trouvée à peu de distance de Sidi Daoud, dans la petite crique connue aujourd'hui sous le nom de Tonnara, et où existe un établissement pour la pêche du thon, qui abonde dans la baie.

De la crête ou arête de montagne où nous étions, nous passâmes sur une autre, après avoir traversé une gorge profonde qui les sépare l'une de l'autre. Cette gorge est parcourue par des ruisseaux et des filets d'eau qui en naissent çà et là, depuis le haut de la montagne jusqu'à la mer.

Nous étions tous bien fatigués par nos fréquentes montées et descentes, soit à pied, soit à cheval, lorsque, à midi, nous entrions, par une pente à la fois rapide et tortueuse, à Gourbès, laissant sur notre gauche, tout à l'entrée du village, les restes ou ruines de l'édifice dont il a été question plus haut.

Ne devant pas coucher à Gourbès, nous nous hâtâmes d'y faire les observations que nous avions en vue.

Après avoir remonté la pente rapide et tortueuse dont nous avons parlé, nous nous détournâmes de la route, sur la gauche, pour aller nous asseoir sur un tertre d'où nous pouvions contempler de nouveau l'admirable panorama de la baie de Tunis et de Carthage. Là, au pied d'un rocher, est une source abondante et délicieuse qui nous servit à mouiller le vin d'un frugal repas. Bientôt après, nous avions

3

repris notre route, et, à cinq heures, nous nous retrouvions à la kouba de Sidi-er-Reïs. Nous nous y remîmes en voiture, et continuâmes ainsi notre excursion. Depuis assez longtemps déjà, le jour nous avait abandonnés lorsque nous rentrions à Sliman. On y était fort inquiet sur le sort de deux voyageurs anglais, le mari et la femme, qui, depuis la veille, s'etaient engagés dans la forêt, d'où ils n'étaient pas encore revenus. Disons, à cette occasion, qu'à l'époque dont nous parlons, on ne voyageait pas avec sécurité dans les Etats de Tunis, alors même qu'on était muni d'un *firman* (passeport du bey), et escorté par un ou plusieurs *hambas*, ainsi qu'on nomme les cavaliers du souverain.

Nous passâmes la nuit à Sliman. Le lendemain, nous rentrâmes à Tunis, après nous être arrêtés assez longtemps à Hammam-Lif, où nous attendaient quelques baigneurs de notre connaissance.

Comme on l'a vu, le chemin de Sliman à Gourbès, à partir de la Kouba-er-Reïs, est assez difficile ; il en est un autre dont nous avons parlé précédemment. Celui-ci serpente le long de la baie de Tunis, dont il suit les sinuosités. Sur son parcours se trouve le petit port de *Mraïssa*, à huit kilomètres de Sliman, et que, de temps à autre, nous avions sous les yeux, lorsque nous parcourions le scabreux sentier de la montagne. *Mraïssa*, comme Shaw le soupçonne, pourrait être l'ancienne *Maxula* de Pline et de Ptolémée, placée à dix milles de Carthage dans l'*Itinéraire*. Cette opinion n'est pourtant pas partagée par le consul Pellissier, auquel nous renvoyons sur ce point, comme sur tous les autres de la géographie ancienne de la presqu'île du Cap Bon, cette partie si intéressante de l'ancienne Zeugitanie.

Eaux thermales de Bou-Chater (1), l'ancienne *Utique* (2).

Les eaux thermales de Bou-Chater sourdent non loin de la Medjerda, l'ancien Bagrada, au bas d'une colline courant est-ouest, et des deux côtés de laquelle est un marais d'une assez grande étendue et tout couvert de joncs, de salsolas et autres plantes aquatiques. Sur cette colline se voit un marabout autour duquel sont groupées quelques tentes, et cet ensemble constitue ce qu'on appelle le *douar* ou village de Bou-Chater. Ce *douar* ou village est signalé au voyageur, de quelque côté qu'il vienne, par trois palmiers (*Phœnix*

(1) Le père de l'intelligence, l'intelligence, la pensée, la raison par excellence.
(2) Le géographe Mannert voit, dans Bou-Chater, l'ancienne *Salera* placée, par Tite-Live (XXIX), à 15 milles des *Castra Corneliana*. Cette position, selon Mannert, s'accorderait avec celle de Bou-Chater.

dactilifera) placés sur une même ligne, de l'est à l'ouest, et assez distancés l'un de l'autre.

De tous les voyageurs qui ont écrit sur la Tunisie, le consul Pellissier est le seul qui mentionne les eaux thermales de Bou-Chater, encore n'est-ce qu'à l'occasion d'un temple sur lequel nous aurons à revenir. « Il existe près de ce temple, dit Pellissier, p. 223, une source d'eau thermale. »

J'en fis la découverte au printemps de 1850, et je la dois à un groupe de femmes qui, rassemblées et accroupies sur le bord de la source, avaient appelé mon attention par un cri qu'elles proféraient et répétaient souvent, celui d'*allou ! allou!* ou quelque chose d'approchant. Ce cri, comme je m'en assurai bientôt après, avait pour but d'appeler, pour lui donner à manger, une vieille tortue (*Emys sigriz, Emys leprosa*) qui vit dans la source depuis un temps immémorial; les plus anciens du pays l'y ont toujours vue. Cette tortue est en odeur de sainteté parmi les habitants de toute la contrée ; ils la considèrent comme une sorte de marabout ou saint (1). Des femmes lui apportent à manger tous les jours. Elle sort alors de sa retraite, et se laisse prendre sans difficulté. A mon dernier passage à Bou-Chater, dans l'automne de 1856, le bruit de ma marche l'avait attirée sur les bords de la source, me prenant sans doute pour une de ses visiteuses accoutumées. Je m'en emparai alors pour la caresser, comme j'avais déjà fait en 1850, puis je la remis où je l'avais prise, en lui faisant un dernier adieu. J'allais oublier de dire qu'en 1850, ne connaissant pas encore son histoire, j'avais eu la mauvaise pensée de la considérer comme prise de guerre et de l'emporter, et c'eût été une grande faute. En effet, les habitants, sans doute, auraient eu bientôt connaissance de mon larcin, et je ne sais trop ce qui nous serait advenu alors : les musulmans ne plaisantent sur aucune chose qui se rattache à leurs idées religieuses.

La source se fait jour au pied de l'un des trois palmiers dont il a été question précédemment, et forme, à sa sortie du sol, un bassin

(1) Ils donnent, jusqu'à des végétaux, le nom de marabout. Ainsi, il y a en Algérie, sur la route de Constantine à Sétif, un *Ziziphus lotus* qu'ils désignent sous ce nom. Ce *ziziphus*, qui forme un chétif buisson, est tout couvert de très-petits chiffons ou parcelles de vêtements que les hommes et les femmes accrochent à ses épines en passant. Le grand mérite de l'offrande est de la prendre sur ses propres vêtements, chemise, pantalon, *fouta*, *burnous*, etc. Mais pourquoi les indigènes ont-ils fait un saint ou marabout de l'arbrisseau dont nous parlons ? Ne serait-ce pas parce que, sur le long parcours de Constantine à Sétif il est le seul végétal ligneux qu'on y rencontre? Or, c'est chose vraiment précieuse, sous bien des rapports, qu'un brin de verdure arborescente dans cette vaste solitude des hauts plateaux où se trouvent Constantine et Sétif.

d'environ deux mètres de diamètre. L'eau y est retenue par un barrage en pierres brutes où se retire, parfaitement abritée, la tortue dont nous avons parlé. Le trop-plein du bassin se déverse en formant un ruisseau où les bestiaux viennent s'abreuver, et dans lequel les habitans lavent leur linge et la toison de leurs moutons. Ce ruisseau, faute de lit tracé, s'épanche çà et là sur ses bords, d'où naît le marais déjà mentionné plus haut, et qu'entoure, comme une sorte de défense, un petit arbrisseau des mieux armés, le *Lycium Spinosum*.

Propriétés physiques.

Les eaux en sont claires, limpides, sans aucun mauvais goût. Les habitants en usent en boisson, après les avoir laissées refroidir, et nous en avons ainsi usé nous-même avec nos compagnons de voyage, à nos deux visites à la source. A la dernière, le 19 décembre 1856, leur température, échelle centigrade, était de 40°, la température extérieure étant de 15°.

Composition pour un litre d'eau, d'après une analyse faite à Alger, au laboratoire des mines.

		gr.	gr.
Bases totales. . .	Potasse	0,00830	0,47203
	Soude.	0,31913	
	Chaux.	0,09350	
	Magnésie.	0,04810	
	Alumine. . . . . / Oxyde de fer. . . . . / Traces de phosphate.	0,00300	
Acides totaux.	Acide carbonique. . . .	0,08360	0,57537
	Acide silicique.	0,00400	
	Acide sulfurique. . . .	0,04124	
	Acide arsénique	0,10600	
	Acide phosphorique . .	0,00490	
	Acide chlorhydrique . .	0,33563	
	Total général		1,04740

Les combinaisons probables de ces bases et acides entre eux sont les suivantes :

		gr	gr.
Sels solubles dans l'eau, après évaporation. . .	Arséniate de potasse . .	0,01840	0,77890
	Arséniate de soude. . .	0,15000	
	Phosphate de soude . .	0,00920	
	Sulfate de chaux. . . .	0,03670	
	Sulfate de magnésie . .	0,02970	
	Chlorure de sodium . .	0,49530	
	Chlorure de magnésium.	0,03960	

Corps insolubles dans l'eau, après évaporation. . . .	Silice.	0,00400	0,19000
	Alumine	0,00300	
	Oxyde de fer		
	Traces de phosphate .		
	Carbonate de chaux . .	0,14000	
	Carbonate de magnésie.	0,04300	
	Total des sels		0,96890

Il résulte du travail ci-dessus que les eaux de Bou-Chater contiendraient, par litre, 0 gr. 1684 d'arséniates de potasse et de soude sur un total de 0 gr. 9689 de sels, ce qui ferait plus d'un sixième de leur poids. Les eaux de Bou-Chater seraient donc, jusqu'à ce jour, de toutes les eaux thermales et autres contenant de l'arsenic, celles qui en contiendraient le plus (1).

Propriétés médicales.

Ne sont pas utilisées sous ce point de vue par les habitants, bien que, par la grande proportion d'arsenic qu'elles contiennent, elles puissent convenir, en les affaiblissant plus ou moins, selon la saison où on se trouve, dans les maladies où les préparations arsenicales sont préconisées. Nous reviendrons plus loin sur leur composition.

César, dans ses *Commentaires*, parle d'une source qui devait être voisine d'Utique, puisqu'elle existait entre cette ville et un promontoire qui n'en était distant que d'*un peu plus de mille pas*. Mais, citons les propres paroles du général romain.

« En ligne droite, dit César, parlant du promontoire, il est éloi« gné de la ville d'un peu plus de mille pas (*paulo passuum mille*); « sur ce trajet est une source qui descend à la mer et rend cet en« droit très-marécageux. » (César, *De Bello civili*, lib. II, XXIV.)

Cette source de César, nous la retrouverions volontiers dans celle de Bou-Chater, si la dernière était un peu moins rapprochée de l'ancienne cité, ce qui, toutefois, n'impliquerait nullement la non-identité des deux sources, les sources, en général, se déplaçant facilement par des remuements de terre souvent fort légers. Or, le

(1) Généralement, les analyses d'eaux mentionnent des traces d'arsenic, quelquefois des milligrammes, comme à *Hammam-Meskoutin* (Algérie), d'autres fois des centigrammes, comme dans quelques eaux des Pyrénées; mais aucune, jusqu'à présent, n'avait fourni jusqu'à un décigramme et sept centigrammes d'un sel arsenical quelconque.

sol des environs d'Utique a éprouvé, depuis les guerres de César, de bien profondes modifications. C'est ainsi qu'Utique, autrefois sur le bord de la mer, en est aujourd'hui à cinq kilomètres environ. C'est le produit des alluvions du *Bagrada* (2), aujourd'hui la Medjerda, qui lui-même, et par suite de la même cause, a éprouvé un déplacement tel que, passant, du temps de César, à l'est du promontoire précité, il en passe à l'ouest de notre temps.

Un point de rapprochement à faire entre la source de Bou-Chater et celle dont parle César, c'est que la dernière, comme la première, forme aussi un marais, comme nous l'avons vu lorsque César dit, parlant de la source, qu'en descendant à la mer, elle rendait cet endroit très-marécageux : *Lateque is locus restagnat.* (César, *Op. et loc. cit.*)

La grande proportion d'arsenic contenue dans les eaux de Bou-Chater remet naturellement en mémoire ce qui advint à l'armée de Curion, lieutenant de César, entre Utique et les bords du *Bagrada*.

Curion était débarqué à *Aquilaria* (1), venant de la Sicile, et il était arrivé, en deux jours de marche, sur les bords du *Bagrada;* ses vaisseaux l'y avaient suivi le long de la côte. Curion laisse son infanterie sur les bords du fleuve, au commandement de C. Caninius Rebilus, et part, à la tête de sa cavalerie, pour aller reconnaître les *Castra Corneliana.* Cette position était ainsi nommée du séjour qu'y avait fait Publius Cornelius, surnommé l'Africain. Maintenant, je laisse parler Appien, historien des *Guerres civiles de la République romaine.*

« Cependant, dit Appien, tandis que Curion faisait son trajet de « Sicile en Libye, les habitants de cette dernière contrée s'imagi- « nant que, pour acquérir plus de gloire par l'importance d'un plus

(2) Le *Macar* ou *Makar* de Polybe. Toutefois, que si l'on admettait, avec Julius Honorius, que le Bagrada se jetait à la mer par plusieurs branches, le *Macar* ou *Makar* de Polybe pouvait être celle de ces branches la plus voisine de Carthage.

(1) Placée, par Pellissier, au sud de la position qui lui avait été assignée par Shaw, dans la petite crique de la Tonnara, où est une madrague pour la pêche du thon. « *Aquilaria* est, selon moi, dit Pellissier, la petite crique de la Tonnara, « auprès de Sidi-Daoud. »

Les deux pointes que forme la crique pourraient être les deux promontoires mentionnés par César. « Il aborda, dit César, parlant de Curion, dans une rade « assez bonne en été et garantie par deux promontoires. » Ajoutons qu'en face de la crique est un îlot qui doit la protéger contre la violence des vents auxquels elle est exposée.

« grand exploit, il se dirigerait vers le camp de Scipion, avaient « empoisonné les eaux du voisinage, et ils avaient calculé juste : « Curion n'y eut pas plutôt assis son camp que toute son armée « tomba malade.

« Tous ceux qui burent de ces eaux, continue Appien, eurent la « vue trouble, comme si un nuage s'était répandu sur leurs yeux. Le « besoin du sommeil s'ajoutait à ce premier accident. A l'assoupis- « sement se joignirent des vomissements continuels avec des con- « vulsions dans tout le corps (1), ce qui mit Curion dans la nécessité « de décamper et de ramener son armée du côté d'Utique, à travers « des marais difficiles et étendus qu'il fallait franchir avec des sol- « dats affaiblis par les maladies (2). » (*Des guerres civiles de la République*, liv. II, chap. VII, traduction de Combes-Dounous; Paris, 1808.)

La nature arsenicale des eaux thermales de Bou-Chater autoriserait à penser que les eaux dont usèrent les troupes de Curion pouvaient être semblables, sans qu'il soit besoin de recourir, pour en expliquer les effets, à leur empoisonnement par les habitants de la localité où elles étaient. Mais, disons-le, les Romains d'alors mettaient beaucoup de méfaits sur le compte de ces pauvres Numides, qui, incessamment accablés par des guerres plus ou moins injustes, étaient souvent obligés de recourir à la ruse pour s'opposer à la force.

Les eaux dont parle Appien étaient, comme nous l'avons vu, dans le voisinage de l'ancien campement de Scipion l'Africain, c'est-à-dire du promontoire qui, d'après César, n'était distant d'Utique que d'*un peu plus d'un mille*. Or, des eaux de la nature de celles qui sourdent aujourd'hui à Bou-Chater pouvaient bien sourdre autrefois dans le voisinage du promontoire mentionné par César. Celles-ci, en admettant leur existence, ne pouvaient être celles de Bou-Chater elles-mêmes, puisque Appien dit que les accidents qu'on leur attribuait mirent Curion dans *la nécessité de décamper et de ramener son armée à Utique, ou du côté d'Utique*. Toutefois, et comme nous l'avons déjà fait remarquer, la source de Bou-Chater pourrait

(1) « .... Incontinent qu'ils avoient bu de l'eaue, premierement la vuë « leur troubloit, apres estoient surprins de grand sommeil, puis vomissoient in- « cessamment, et, finalement, leur prenoit le spasme par tout le corps ... » (*Première traduction d'Appien*, par Jean Detovrnes; Lyon, 1557.

(2) « .... A cette cause, Curion vint planter son camp auec son excercite, « qui estoit moult debile et malade, à Utice, aupres d'un marest grand et pro- « fond. » (*Même traduction que ci-dessus.*)

n'avoir pas toujours été au lieu où elle est aujourd'hui; elle pourrait avoir été plus rapprochée du promontoire dans le voisinage duquel se seraient trouvées les eaux prétendues empoisonnées par les habitants.

Une autre remarque que nous devons faire, c'est que le parcours de Curion, du lieu où surgirent les accidents au lieu ou il se rendit après pour se reposer et soigner ses malades, pourrait paraître court, eu égard à la distance de seulement d'*un peu plus de mille pas* donnée par César (*paulo passuum mille*), pour la distance entre le promontoire dont il parle et l'antique cité. Toutefois, cette distance d'*un peu plus de mille pas* entre les deux localités était, comme nous l'avons vu, la distance en ligne *droite ou directe*, et ce n'est pas celle qu'a dû parcourir Curion pour se rendre du promontoire, ou de son voisinage, à Utique, ou du côté d'Utique. Cette distance est celle de *six mille*, mesurée par le détour qu'il fallait faire pour éviter le marais formé par la source, ainsi que César nous l'apprend encore lorsqu'il dit, parlant du marais :

« Si l'on veut l'éviter, il faut faire un détour de *six mille* pour « arriver à la ville : *Quam si quis vitare voluerit, sex millium cir-* « *cuitu in oppidum perveniet.* » (César, *Op. et loc. cit.*)

Une objection qui, tout d'abord, se présente à l'explication qu'on pourrait donner des accidents offerts par les troupes de Curion, c'est que les eaux de la source de Bou-Chater ne produisent aucun accident aujourd'hui. C'est du moins ce qui est vrai pour l'hiver, saison pendant laquelle les pluies viennent gonfler toutes les sources et étendre plus ou moins, par conséquent, les sels et autres matières qu'elles contiennent; mais il n'en est peut-être pas de même pour l'été, saison pendant laquelle, au contraire, les principes constitutifs des eaux, et par suite de l'évaporation générale, sont toujours plus ou moins rapprochés, concentrés. Aussi, dans les localités de l'Algérie où sont des eaux salines purgatives, nos soldats, qui en boivent impunément l'hiver, en sont plus ou moins incommodés ou purgés l'été (1). Or, les accidents observés dans l'armée de Curion eurent

(1) Il existe, sur le trajet de Ténès à Orléansville, un ruisseau de cette nature, et sur les bords duquel les chefs de troupe étaient dans l'habitude de s'arrêter pour faire halte, ou pour bivouaquer. Ses eaux, en été surtout, occasionnaient souvent des coliques et des déjections alvines plus ou moins abondantes chez les hommes qui en faisaient usage, de sorte qu'on a fini par s'en abstenir, non-seulement comme boisson, mais encore pour les usages culinaires, car on avait aussi reconnu qu'elles cuisaient mal les légumes et autres aliments, et qu'elles ne convenaient même pas pour le savonnage. L'analyse qui en a été faite pen-

lieu pendant les fortes chaleurs de l'été, comme nous l'apprend encore Appien lorsqu'il dit, parlant de la fausse nouvelle de la mort du roi Juba :

« Sur la foi de ce bruit, Curion se mit en marche vers la troisième « heure du jour, par un temps très-chaud, et dirigea le gros de son « armée contre Sabura par un chemin sablonneux et aride; car, « les torrents qui pouvaient exister dans cette contrée, le soleil « était si ardent, qu'il les avait entièrement mis à sec (1). »

Toutefois, que si nous admettions que les eaux de Bou-Chater sont inoffensives toute l'année, l'été comme l'hiver, rien ne répugnerait à supposer qu'elles étaient plus chargées de principes salins autrefois que de nos jours, ce qui pourrait être vrai aussi pour toutes les eaux thermales dont l'origine remonte à une certaine antiquité. C'est aux géologues et aux chimistes qu'appartient l'appréciation de cette opinion.

Et ce n'est pourtant pas qu'une autre appréciation ne puisse être donnée des accidents observés dans le voisinage du camp Cornélien. En effet, comme tout le monde le sait, outre que des eaux, parfaitement saines d'ailleurs, peuvent produire des accidents chez des personnes qui, ayant chaud, en boivent sans ménagement, des eaux saumâtres, — et presque toutes les eaux du nord de l'Afrique le sont en été, — peuvent en produire également, et même de très-graves, ainsi que nous le verrons plus loin. Mais toujours est-il que nous ne pouvions, à l'occasion de la nature arsenicale, — *et si fortement arsenicale*, — des eaux de Bou-Chater, passer sous silence ce que nous savons des accidents soufferts par l'armée de Curion après avoir bu de ces eaux, et qui en étaient si rapprochées, et qui reconnaissaient peut-être la même origine ou source centrale.

Il est à remarquer que César ne dit absolument rien des accidents

dant la saison des chaleurs a donné, pour un kilogramme d'eau, cinq grammes et demi de matières salines, se composant comme suit : *chlorure de sodium*, un peu de *chlorure de magnésium*, une assez forte proportion de *sulfate de magnésie*, beaucoup de *sulfate de chaux*. (Guyon, *Histoire chronologique des épidémies du nord de l'Afrique*, etc., p. 100.)

(1) « Curion, combien qu'il fust au plus fort de l'esté, et qu'il fist un merueilleus chaut, environ trois heures de jour, s'en partit avec son armee pour aller « fraper sus ledit Sabure, et s'en alla par un chemin areneus ou il n'y avoit « point d'eaue, car toutes celles qui y avoient esté l'yver, estoient seichees par la « grande chaleur, et tout le païs alentour estoit brulé du soleil. » (*Traduction de Jean Detournes*, citée plus haut.)

dont parle l'historien grec ; seulement il mentionne, comme lui, *les fatigues et le mauvais état* des troupes de son lieutenant après leurs premiers engagements (1), et c'est ce qu'il fait, savoir :

1° Lorsque, parlant de Curion marchant sur le lieutenant du roi Juba, Sabure, campé sur le fleuve, il dit :

« Ceux-ci, — les cavaliers, — harassés par les fatigues de la « nuit, ne pouvaient suivre, et beaucoup d'entre eux furent obligés « de s'arrêter en divers lieux (*atque alii alio loco resistebant*) ; »

2° Lorsque, parlant des hauteurs où il était (*Castra Corneliana*, sans doute), et comme il se mettait en marche pour descendre dans une plaine, il dit :

« Il s'avance à quelque distance ; mais, les troupes étant épuisées « de fatigues, il s'arrête après une marche de seize milles (*XVI millium spatio consistit*) ; »

3° Enfin, lorsque, parlant de Curion exhortant ses soldats à mettre tout leur espoir dans leur courage, il dit encore :

« Le courage ne leur manquait pas, quoique l'infanterie fût ha- « rassée et la cavalerie réduite à deux cents chevaux ; le reste « n'avait pu suivre (*reliqui in itinere substiterant*). » (César, *Eod. lib.*, XXXIX et XLI.)

On sait comment se termina la bataille ; on sait que, bientôt après, les troupes de Curion, d'abord prises en queue, puis enveloppées de toutes parts par la cavalerie numide, succombèrent jusqu'au dernier (*milites ad unum omnes interficiuntur*), sans en excepter leur intrépide général, Curion, qui ne voulut pas survivre aux légions que César lui avait confiées. (César, *Eod. lib.*, XLIV.)

Mais je reviens aux accidents apparus dans le voisinage du promontoire du camp Cornélien, et j'y reviens pour faire remarquer que des accidents fort semblables, tels que trouble de la vision, sommeil ou assoupissement, vomissements, spasmes ou contractions musculaires dans différentes parties du corps, se sont quelquefois présentés dans des colonnes expéditionnaires en Algérie pendant le long séjour que j'y ai fait. Ces accidents, qui avaient toujours lieu dans la saison des chaleurs, avaient pour cause des eaux saumâtres et bues, en plus ou moins grande quantité, par des hommes très-fatigués et souffrant de la soif. Je me borne à en citer un exemple

(1) Les premiers engagements de Curion furent des succès, dont le dernier le fit acclamer *imperator*, alors que, selon Appien, il venait de mettre en fuite un corps de cavalerie numide. Cette acclamation, selon César, n'aurait eu lieu que lorsque le général rentrait dans son camp du Bagrada.

où les accidents simulaient tellement le choléra, que le médecin de la colonne, qui venait de le voir en Espagne, crut qu'elle en était envahie. Ceci se passait dans la province d'Oran en 1837. La colonne avait pour chef un homme qui préludait déjà à la brillante renommée qu'il s'est acquise depuis, le maréchal, alors général Bugeaud.

Les troupes venaient de quitter les bords de la Tafna, où elles avaient bivouaqué quelque temps, et elles se rendaient à Oran. Ce jour-là, la chaleur avait été des plus fortes, et les hommes, très-fatigués et pressés par la soif, avaient été forcés de se désaltérer à des eaux saumâtres. Le soir, l'ambulance de la colonne comptait trente-sept malades éprouvant tous, avec un grand trouble dans la vision, des vomissements abondants, des selles aqueuses et fréquentes, des crampes dans différentes parties du corps, un refroidissement général et la plus grande prostration. Quelques jours plus tard, le médecin de la colonne, dans la relation de sa campagne, qu'il nous adressait d'Oran, s'exprimait ainsi sur l'incident dont il est question :

« Le 5 mai, l'armée quitta la Tafna, où elle avait bivouaqué « une quinzaine de jours, pour se rendre à Oran. Nous fîmes « notre grande halte vers les dix heures du matin. Ce fut sur les « bords d'un ruisseau dont les eaux étaient à la fois stagnantes « et saumâtres, et qui, de plus, avaient été troublées par le passage « de la cavalerie. La chaleur était excessive, et le soldat, altéré, « n'avait pu boire que de ces eaux. Depuis environ deux heures, « l'armée avait repris sa marche, lorsque des symptômes cholériques « très-caractérisés vinrent à s'y manifester. Les malades, au fur et à « mesure qu'ils se présentaient, étaient conduits de suite à l'ambu- « lance, où nous en comptions trente-sept le soir, à notre bivouac « sur l'Oued-el-Allouf (la rivière du Sanglier). Chez ces trente-sept « malades existait tout l'effrayant cortége des symptômes cholé- « riques, à l'exception de la cyanose. Ce fut alors que je me « décidai à en instruire le général en chef.... » (*Rapport sur la marche de la colonne Bugeaud, de la Tafna à Oran, en mai* 1837.)

L'histoire nous a conservé le souvenir d'accidents morbides devant avoir la plus grande analogie avec ceux offerts par la colonne française, puisqu'ils reconnaisaient les mêmes causes, à savoir des eaux saumâtres également bues, outre mesure, par des hommes exténués de fatigue et de soif, après une poursuite de cavalerie, et sous l'ardent soleil d'un jour caniculaire. Nous voulons parler du désastre des Grecs sur les bords de l'*Himera*, en Sicile, qui eut lieu en la *deuxième année de la* 117e *olympiade*, 311 *ans av. J.-C.*

Les Carthaginois qui, depuis longtemps, s'étaient retirés de la Sicile, venaient d'y reparaître sous le commandement du grand Amilcar. Leur camp allait être pris par les Grecs lorsqu'il leur arriva, par la mer, un renfort inattendu, et qui changea tout à fait les chances du combat. Ce renfort, composé de troupes fraîches, enveloppa par derrière les Grecs qui attaquaient leur camp, et qui furent ensuite poursuivis par leur cavalerie. Cette poursuite se fit avec d'autant plus de succès pour les Carthaginois qu'elle avait lieu dans une plaine. Bref, les Grecs se retirèrent en désordre, partie dans leur camp, partie sur les bords de l'*Himera*, laissant tout jonché de leurs soldats le trajet qu'ils venaient de parcourir dans leur fuite. Maintenant, je laisse parler Diodore, auteur des précieux détails qui précèdent.

« Le fleuve lui-même, dit l'historien, semblait conspirer au dé- « sastre des Grecs. On était dans la canicule, et cette vive pour- « suite avait eu lieu à l'heure de midi, de manière que les soldats, « tourmentés par la soif et épuisés de fatigue, ne purent s'abstenir « de boire avec excès de l'eau de l'*Himera;* mais, comme cette « eau participe à la salure de celle de la mer, qui reflue dans le « courant, on trouva autant d'hommes morts sans blessure pour « avoir bu de cette eau, que l'on en compta de tombés dans leur « fuite sous le fer de l'ennemi. » (*Bibliothèque historique*, liv. XIX, sect. CIX, traduction de Miot.)

Bou-Châter, comme nous l'avons déjà vu, est l'ancienne Utique, qui était un port de mer (1). Elle était située sur le sommet et sur les flancs de la colline dont nous avons parlé. Les principales ruines qui en restent sont : 1° Un grand système de citernes à six réservoirs, de 38 mètres de longueur sur 5 de largeur, et où l'eau était amenée par un aqueduc dont on retrouve le tracé jusqu'à plusieurs lieues de Bou-Chater, dans la direction des montagnes. Ce qui en reste de plus considérable sont trois étages d'arcades jetées sur un

(1) Selon Mannert, et contrairement au dire d'Appien, Utique n'avait pas de port; elle avait seulement une rade. Il fonde cette opinion : 1° sur ce que Scipion, lors du siége qu'il en fit, put faire avancer, jusque sous les murs de la ville, des vaisseaux joints ensemble et surmontés d'une tour (Polyb., XIV; App., *Pun.*, 16); 2° sur ce passage du Périple : « Utique est une ville sans port, mais elle « a une rade, où on peut mouiller sans crainte. »

Selon Mannert encore, Utique avait bien, avec sa rade, un port, mais ce port était situé près des *Castra Corneliana*, c'est-à-dire à un mille plus loin.

ravin, à droite de la route de Porto-Farina à Tebourba (*Tebourba minus*), près Aouïd ;

2° Un amphithéâtre creusé dans la colline même d'où s'élevait la ville, et dont la circonférence mesure 266 mètres. Sur le prolongement de ce grand axe était un théâtre, dont les restes sont encore très-reconnaissables ;

3° Les ruines, en grandes masses, d'un château situé au bas de la colline, et s'avançant dans le marais, qui devait être le port de la cité ;

4° Les ruines, sous forme de décombres, d'un autre château plus grand que le précédent, situé à l'extrémité de la colline, du côté de la mer ;

5° Enfin, les ruines d'un temple, que Pellissier dit avoir été fouillé, au commencement de ce siècle, par un comte Borgia (p. 223).

Les citernes mentionnées plus haut étaient des citernes publiques ; elles étaient parfaitement construites, en belles et bonnes briques, comme les citernes particulières dont nous allons parler. Aujourd'hui la plupart sont ouvertes latéralement, et c'est par ces ouvertures qu'on y pénètre. Quelques-unes, l'hiver, servent d'habitation aux indigènes, ainsi qu'à leurs chevaux et autres bestiaux, à cornes et à laine. Passant près d'une de ces citernes, lors de notre dernier voyage en Tunisie, nous y avons aperçu quelques vieilles femmes accroupies autour de marmites en terre, où elles faisaient cuire leurs aliments sur un feu fourni par des morceaux de bois et de la bouse de vache.

Les citernes particulières, dont toutes les maisons étaient sans doute pourvues, recevaient directement l'eau du ciel. Nous en avons reconnu plusieurs dont une, située dans l'enceinte encore bien tracée d'une maison, avait toujours sa margelle, qui était en marbre blanc, avec un profond sillon creusé par la corde qui servait à y puiser de l'eau ; on eût pu y en puiser encore, car la citerne était pleine d'eau, comme quelques-unes de celles que nous avions déjà vues. Tout à côté était une construction fort semblable, mais qui devait avoir servi de cave.

Les maisons mauresques d'aujourd'hui, à Alger et ailleurs, sur toute la côte nord de l'Afrique, ont aussi, tout à côté de la citerne, une cave. Du reste, en tout et pour tout, les maisons mauresques, comme les maisons à terrasse du midi de l'Espagne, depuis le haut jusqu'au bas, *de capite ad calcem*, sont construites sur le plan des maisons romaines d'autrefois. Il n'est pas jusqu'aux lieux d'aisances des Romains de cette époque, tant pour leur mode de construction que pour leur mode de fermeture, qu'on ne retrouve dans les maisons mauresques d'aujourd'hui, notamment dans celles de la Tunisie, où les pratiques romaines se sont conservées plus entières que dans l'ouest de la côte d'Afrique.

Parmi les ruines, et dans leurs décombres surtout, étaient beaucoup de débris de corniches, de chapiteaux, en très-beau marbre blanc, et d'une poterie très-fine en terre cuite, avec des sujets en relief. Un sujet de cette nature est tombé entre les mains du consul Pellissier ; il représentait Énée et Anchise. C'était un fragment qui, par la courbure de la surface sur laquelle il était en saillie, paraissait avoir fait partie d'une urne ou d'une vasque.

Nous avons ramassé plusieurs lampes lacrymatoires, la plupart plus ou moins brisées, et des fragments de verre plus ou moins profondément altérés par le temps. Tout le monde connaît l'altération que subit le verre par le temps, et consistant en une couleur nacrée qu'il prend, en même temps qu'il s'exfolie alors par lames plus ou moins minces et légères. En général, les objets à l'usage de la vie journalière des anciens habitants, — et auxquels se rattachent les médailles ou monnaies, — se rencontrent surtout dans les terres parcourues par la charrue ; elle les en fait surgir, les exhume ainsi, et le laboureur les recueille quelquefois, lui ou ses enfants, avec la pensée d'en retirer quelque monnaie du voyageur qui viendra, d'un moment à l'autre, interroger des ruines qui, sans doute, auront entièrement disparu alors que vivra encore le grand souvenir de Caton.

Un mot en terminant ce qui me reste à dire des eaux ou de la source thermale de Bou-Chater.

Bou-Chater, comme nous l'avons vu, sont deux mots arabes qui veulent dire : *père de l'intelligence*, *l'intelligence*, *la pensée*, *la raison par excellence*. Ne pourrions-nous pas voir, dans cette signification, un souvenir du grand homme qui, défendant Utique, et succombant sous le nombre, échappa par une mort volontaire au pardon que lui réservait le vainqueur? Les traditions sont tenaces en général, mais encore plus chez les Arabes que chez les autres peuples ; elles sont, chez eux, comme leurs *us et coutumes*, et jusqu'à leur manière de se vêtir, qui n'a pas varié depuis qu'ils sont connus des autres peuples, leurs voisins.

La pensée que les mots de Bou-Chater pourraient se rattacher à Caton d'Utique paraîtra sans doute quelque peu étrange ; elle le paraîtra peut-être moins lorsque nous aurons dit que les Arabes des environs de l'ancienne Hippone conservent la mémoire de saint Augustin, ou, pour mieux dire, du grand marabout (saint), comme ils l'appellent. C'est pour fêter ce grand marabout que, tous les ans,— je ne sais plus à quelle époque, — des familles arabes se réunissent dans les ruines d'Hippone pour faire des prières, et c'est ce que j'ai vu dans les premiers temps de notre occupation en Algérie, comme je visitais les ruines d'Hippone. Après les prières venait un repas, dont les provisions avaient été apportées par des négresses, repas toujours plus ou moins joyeux, et rappelant ainsi ces agapes contre lesquelles saint Augustin a tant écrit.

Eaux thermales du Zouaghan ou des Zouaghan (1).

Peyssonnel, après avoir dit, *Op. cit.*, qu'il y a, dans le Zouaghan, de très-belles sources d'eau, ajoute : « et des bains d'eau chaude. » Il dit encore, dans sa lettre au géographe Delille, p. 153, parlant de la même montagne : « célèbre par ses sources, par ses bains chauds... »

Les eaux thermales du Zouaghan ne sont mentionnées que par Peyssonnel, bien que le Zouaghan soit une des contrées les plus explorées de la Tunisie. Nous l'avons parcourue au printemps de 1850, et personne ne nous y a parlé des eaux thermales deux fois mentionnées par le voyageur et médecin provençal. Les autres sources, dont parle encore le même auteur, sont assez nombreuses, mais toutes sont des sources d'eau ordinaire. La principale de ces sources est celle qui, après avoir longtemps porté ses eaux à Carthage, les porte aujourd'hui à Tunis, par un aqueduc qui constitue, sans contredit, un des plus grands et des plus beaux travaux de l'antiquité. Cet aqueduc, qui a été construit sous l'empereur Adrien, perfore les montagnes et se projette par-dessus les vallées qu'il rencontre sur son parcours. Ce parcours n'a pas moins de 25 lieues de longueur, à partir de son origine jusqu'aux immenses citernes de Mahelka, à Carthage, où il se termine. Sur un des versants du Zouaghan, et dans la plus belle exposition, est la petite ville du même nom. L'eau y abonde de tous côtés et fertilise de nombreux jardins où sont cultivées, avec l'oranger et le grenadier, toutes sortes d'autres arbres fruitiers. Les eaux de la montagne sont recherchées, à raison de

(1) Léon l'Africain écrit *Zagoan;* Shaw, *Zowan*; Peyssonnel, *Zawan*; Pellissier, *Zaoughan*, etc.

leur pureté, pour le blanchissage du linge qu'on y apporte à blanchir de fort loin. Cette même qualité des eaux du Zouaghan a fait établir, au-dessous de la ville, une manufacture pour la teinture en rouge de ces bonnets si connus sous le nom de *Chechia*, et que les musulmans les plus avancés en civilisation conservent encore chez nous, alors qu'ils s'y sont dépouillés de tous leurs autres vêtements nationaux.

La population de la ville peut être évaluée à 3,000 âmes, parmi lesquelles sont beaucoup de juifs qui, là, comme partout ailleurs, se livrent à toutes sortes de commerce.

La petite ville de Zagouahan est sise sur l'emplacement même d'une ancienne ville qui pourrait être, selon Pellissier la colonie de *Couïna* de la Table de Peutinger. Sa principale porte d'entrée, qui regarde au sud-ouest, et d'où la vue s'étend sur une vaste plaine, est encore toute romaine. Au-dessus de cette porte, et dans un encadrement, se voyent de haut en bas, savoir :

1° Un triangle en creux dont les côtés sont formés par un double trait ;

2° Au-dessous, le mot *auxilio* ainsi disposé sur deux lignes :

AVXI
LIO

Les mots qui suivaient ont été usés par le temps.

3° Enfin, une tête de bélier armée de longues et fortes cornes. Cet emblème porte à croire, avec Shaw, que la cité était sous la protection de Jupiter Ammon, *fortis cornibus Ammoni* (Lucain, *Lib. IX*, v. 519).

Sur une esplanade qui domine les jardins sont les ruines d'un temple qu'on suppose avoir été dédié à Escuiape, et consistant en un portique circulaire s'étendant à droite et à gauche de la *Cella*.

A un quart de lieue à l'ouest de Zouaghan est un monument en forme de fer à cheval, et où était l'un des deux points de départ des eaux de l'aqueduc de Carthage (1). Ce monument a dix-huit pieds de profondeur sur autant de largeur. Dans son pourtour intérieur, entre les pilastres dont les colonnes soutenaient la voûte, sont des niches qui étaient occupées par des statues de nymphes et de naïades.

(1) L'autre était à Djougar, qu'on écrit encore *Dunga*, *Zung-gar*, etc. D'après une inscription trouvée par Shaw, Djougar est l'ancienne *Zucchara*, la *Zougar* de Ptolémée. C'est la ville la plus septentrionale de la Bizacène (*Bizacium*), encore connue sous le nom de *quartier d'hiver*.

Parmi les statues était sans doute aussi celle de la déesse Cœlestis, la *Junon punique*, qui avait le don d'appeler sur la terre les eaux du ciel.

Au milieu de l'édifice ou temple est un bassin ayant la forme d'un huit en chiffre (8), et qui a vingt-huit pieds de longueur sur quinze de largeur. Il servait, comme il sert encore, de réservoir aux eaux qu'on peut y puiser en descendant quelques marches pratiquées dans l'enceinte même du bassin.

Le Zouaghan ou les Zouaghan constituent une chaîne de montagnes qui traverse la Tunisie du nord-est au sud-ouest, du cap Bon aux bords de la Medjerda. Son point culminant, le *Mons Domini* du moyen âge, est sous le méridien de Tunis, à douze lieues de cette ville. Il apparaît à plus de cent milles géographiques au navigateur qui se rend à Carthage.

Les Zouaghan sont les *Zigensis* de Victor de Vita, nom qu'ils paraissent avoir reçu des *Zigantes*, qui les habitaient du temps d'Hérodote. Agathocle y campait lorsque, du fond de la Cyrénaïque, il vint fondre sur Carthage. De là il pouvait observer les mouvements de l'ennemi; mais, d'un autre côté, ses feux de bivouac étaient aperçus tout à la fois, et de Carthage à l'ouest, et d'Adrumète, aujourd'hui *Sousse*, à l'est.

Une montagne faisant partie des Zouaghan, et à laquelle la forme aperçue du littoral a fait donner le nom de *Scie*, a vu massacrer quatre mille mercenaires qui s'y étaient réfugiés après leurs services rendus à Carthage. Ceci se passait dans l'ouest de la montagne, vers *Bibae* (Polybe, I, 83). Aux prises avec sa rivale, Carthage n'avait jamais assez de bras étrangers; mais, la paix succédant, elle en avait toujours trop ; elle ne savait plus qu'en faire.....

Une autre montagne faisant également partie des Zouaghan, le mont *Balbus* a été pour les Numides Syphax et Massinissa un théâtre de guerre (Tite-Live, XXIX); il est devenu plus tard celui de bien du sang répandu pour la foi catholique. Nous voulons parler des persécutions alors exercées par le roi vandale Hunéric, et c'est sans doute à cette époque que le point culminant de la montagne a pris le nom de montagne du Seigneur, *Mons Domini*, au lieu de celui de *Mons Jovis* qu'il portait auparavant.

Eaux thermales d'Hammam-el-Reyra (1).

Hammam-el-Reyra se trouve à deux lieues est-sud-est des Zouaghan. Les eaux auxquelles la localité doit son nom seraient, selon Peyssonnel, « semblables à celles d'Hammam-Lif, » de sorte qu'elles auraient quelque importance. « La source, dit Peyssonnel, p. 91, « sourd entre deux montagnes assez escarpées, et l'on trouve dans « les environs les restes des maisons où les baigneurs allaient sans « doute se loger. » Et il ajoute que « sur la route qui y conduit, « venant du nord-ouest, sont les ruines d'une ville inconnue (2). »

Aucun autre voyageur que Peyssonnel ne parle des eaux thermales de Reyra ; leur ressemblance avec celles d'Hammam-Lif, que leur trouve Peyssonnel, rend encore plus remarquable le silence des voyageurs.

Peut-être n'est-il pas superflu de rappeler en passant que Peyssonnel, avant tout, était médecin, et que cette qualité devait appeler particulièrement son attention sur les eaux thermales des contrées qu'il parcourait.

Eaux thermales de Ksar-Hammam (3).

Ksar-Hammam est situé dans une vallée formée, d'un côté, par le Djebel Kissera, à l'est, et de l'autre, par les montagnes de Makter, à l'ouest. Pellissier, p. 291, y indique « quelques ruines sans importance » comme il en existe sur d'autres points de la même vallée, qui sont Henchir-Djenam, Henchir-Djaïac et Henchir-Khel-el-Allal. Quant à ses eaux, l'auteur n'en dit absolument rien, et nous ne les mentionnons ici que pour les signaler aux recherches des voyageurs appelés à marcher sur les traces du consul français.

Eaux thermales d'Hammam-Truzza ou *Trozza*(4), *l'anciene Truzza, la Turso de Ptolémée.*

Hammam-Truzza ou Trozza est une localité située à 8 heures de Kayrouan ou Kaïrouan (5), dans l'ouest, la ville vénérée de toute

(1) Peyssonnel écrit *Emmam-el-Reya*.

(2) *Douga*, je crois, l'ancienne *Thugga*, ainsi qu'il résulte d'une inscription rapportée par Pellissier, p. 250, et peut-être la *Tucca* de Ptolémée.

(3) Kars veut dire *fort*, *forteresse*.

(4) Shaw écrit *Truzza;* Pellissier, *Trozza*.

(5) L'ancienne *Vicus Augusti*.

l'Afrique du Nord. C'est une seconde la Mecque où se rendent les Africains qui ne peuvent se rendre à la ville arabe, à raison de la trop grande distance qui les en sépare, ou pour d'autres considérations.

Shaw ne parle pas des eaux thermales d'Hammam-Truzza ou Trozza ; il parle seulement de ses étuves ou bains de vapeurs. « Ce « sont, dit Shaw, p. 260, des chambres voûtées et toujours rem- « plies d'une vapeur soufrée, comme les grottes de Tritoli (1) et « plusieurs autres dans le royaume de Naples. »

Pellissier ne parle pas non plus des eaux thermales d'Hammam-Trozza ; il ne parle que d'une grande crevasse existant à mi-côte d'une montagne, et « au fond de laquelle se trouve une espèce de « cratère d'où s'exhale continuellement une vapeur *aqueuse* de la « température d'une étuve. » Le dégagement de cette vapeur s'accompagne d'un bruit sourd semblable à celui de l'eau en ébullition (p. 130).

En résumé, il y a des eaux thermales à Hammam-Trozza, mais ces eaux n'arrivent pas jusqu'à la surface du sol ; il n'en arrive que les vapeurs, après avoir traversé des grottes ou cavités où elles constituent des bains de vapeurs très-fréquentés des indigènes, qui y viennent de fort loin.

A quelques milles au sud de Truzza, sur la route de Spaitla à El-Djem, sont les ruines d'une ville que Shaw croit être les *Aquæ Regiæ*,— et parce qu'elles se trouvent précisément au point indiqué dans l'*Itinéraire*, entre Sufetula (Spaitla) et Tysdrus (El Djem), — et parce qu'elles sont arrosées par la rivière Margarel. Les *Aquæ Regiæ* étaient le siége d'un évêché, et on en connaît un évêque du nom de Liberatus, *Liberatus episcopus Aquarum Regiarum.*

Sans doute que les *Aquæ Regiæ*, encore appelées *Aquæ Cæsaris*, n'étaient que des eaux naturelles qui devaient leur nom de *royales* à leur bonne qualité. On devait faire grand cas, dans l'Afrique ancienne, de la bonne qualité des eaux : les restes des nombreux aqueducs qu'on y rencontre, pour ainsi dire, partout, en témoignent suffisamment.

Eaux thermales d'Henchir-el-Hammam (2).

Henchir-el-Hammam est située à l'origine de deux vallées, dont une débouche à l'ouest, dans les plaines de la Mafrag, en Algérie, et

(1) *Étuves de Tritoli*, encore dites *étuves de Néron*.

(2) On entend par le mot *Henchir* des céréales cultivées en grand, une grande culture ou exploitation de céréales.

l'autre à l'est, vers Kars-oum-Naïl, en Tunisie. Le consul Pellissier a visité cette localité, mais il n'y a pas vu les eaux qui lui donnent son nom. Se fondant sur ce nom, le consul se borne à dire, p. 231 : « Il a dû y avoir là des bains. »

D'une part, la dénomination du lieu, et, de l'autre, sa position géographique, font penser au consul que la position d'Henchir-el-Hamman est la station *Ad aquas* de l'*Itinéraire* d'Antonin et de la *Table* de Peutinger, une de celles de *Bulla-Regia* à *Hippo-Regius*.

Rattachons aux eaux thermales d'Henchir-el-Hammam, que Pellissier n'a point vues, la source thermale qu'il a rencontrée « à peu de distance d'El-Griria, sur le territoire des Amedoun (p. 231). » Cette source donne naissance à l'Oued-el-Hammam, l'un des affluents de la Medjerda. Elle était utilisée par les Romains, qui y avaient élevé une construction dont il reste encore des décombres.

El-Griria, près de laquelle est la source, est une petite population à sept kilomètres à l'ouest de Badja, l'ancienne *Vacca*. On y voit les restes d'une assez jolie mosquée.

Eaux thermales de Bordj-el-Arbi.

Les eaux thermales de Bordj-el-Arbi sourdent dans la vallée de l'Oued-Serrat, à huit kilomètres sud d'Henchir-Forna. La source en est abondante, et donne son nom aux ruines romaines au milieu desquelles elle se trouve.

La vallée est habitée par les Madjer-el-Chaketma, dont le chef se nommait Sidi-el-Aribi lors du voyage du consul Pellissier.

La source, comme il résulte de ce que nous en avons déjà dit plus haut, était utilisée par les Romains. Près des ruines de l'établissement qu'ils y avaient fondé, sont d'autres ruines dans le voisinage desquelles le consul trouva Sidi-el-Aribi « fort bien installé dans une maison en pierre (p. 180); » il en avait trouvé les matériaux tout taillés et sans frais.

Les ruines dont nous parlons, bien que peu considérables, n'en ont pas moins une grande importance, car elles nous ont révélé l'existence d'une ville échappée aux historiens. Cette ville était la colonie de *Saltus Massipianus*, ainsi qu'il résulte de l'inscription ci-après, qui se lit sur un petit arc de triomphe :

PRO SALVTE IMP. CAES. M. AVRELI ANTONI. LI
BERORVMQ EIVS COLONI SALTVS MASSIPIANI AEIDIFICIA VETVSTATE
CONLAPSA S. P. ITEM ARCVS DUOS A. S. F. IVBENTE PROVIN
CIALE. AVG. LIB. ROG. EODEMQUE DEDICANTE.

Ainsi lue par M. Hase :

« Pro salute imperatoris Cæsaris Marci Aurelii Antoni (ni) liberorumque ejus coloni Saltus Massipiani ædificia vetustate conlapsa sua pecunia, item arcus duos a solo fecerunt, Jubentio provinciale Augusti liberto rogante eodemque dedicante (1). »

Saltus Massipianus n'est mentionnée ni dans les *Itinéraires*, ni dans la Géographie de Ptolémée. C'est une découverte dont le consul Pellissier a tout le mérite.

Pour compléter ce qui me reste à dire sur les eaux thermales de la Tunisie du Nord, mentionnons l'Oued-el-Hammam situé sur sa côte orientale, et qui se jette à la mer à deux kilomètres au nord de Soussa, l'ancienne *Adrumetum*. Sur les bords de cette rivière sont, avec un village qui porte le même nom, Hammam, les villages de Kouda et Kala-el-Seghira.

Le source thermale qui donne son nom à la rivière n'en est qu'un affluent, car celle-ci ne porte le nom d'Oued-el-Hammam qu'à son embouchure ; elle porte celui d'Oued-Laya à son origine.

Eaux thermales du Sud ou Djerid.

Les eaux thermales du Sud ou Djerid sont aussi multipliées que les oasis qui leur doivent à la fois leur formation et leur fertilité. Chaque oasis a donc sa source ou ses sources thermales, et chaque source, après avoir percé le sol, s'y continue en un cours d'eau qui arrose l'oasis, souvent en se divisant, par des saignées qu'on y fait, en un plus ou moins grand nombre de ramifications. Se reformant ensuite, par la réunion de ces mêmes ramifications, le cours d'eau poursuit sa marche et se termine, soit en constituant des amas d'eau stagnante, soit en se rendant dans des lacs, soit encore en se perdant dans les sables. Cette dernière terminaison des cours d'eau est on ne peut plus fréquente dans toutes les régions sablonneuses du nord de l'Afrique.

La température des eaux des oasis varie, selon les localités, de 22 à 37° de Réaumur, soit de 27 à 46 centigrades. Ce ne sont que des eaux chaudes, sans aucun principe minéral, ce qui permet aux habitants d'en user en boisson, après les avoir laissées se refroidir. A cet effet, on en puise le soir, pour s'en servir le lendemain, et c'est ce

(1) *Op. cit.*, p. 294.

qne nous apprenait déjà Léon l'Africain, qui parcourait le nord de l'Afrique dans les premières années du seizième siècle (1).

On trouve, dans les eaux de presque toutes les oasis, l'Emyde dont nous avons déjà parlé plusieurs fois, ainsi qu'un tout petit poisson d'abord signalé par Shaw, puis par Desfontaines, en Tunisie (2), et que nous avons rencontré, à notre tour, dans les eaux de Farfar, oasis des *Ziban*, en Algérie (3). C'était en 1847. Le poisson dont nous parlons est le *Coptodon Zilii* de M. P. Gervais. Les indigènes ne lui donnent que le nom générique d'*El houte*, qui est le nom du poisson en général ; ils n'en font aucun usage.

Toutes les eaux souterraines du Djerid paraissent fournies par une même nappe d'eau, et c'est à cette nappe d'eau que l'évêque Patrice, — dont il a été parlé précédemment, à l'occasion des eaux d'Hammam-Lif, — paraît faire allusion lorsqu'il dit, dans sa réponse au proconsul Julius, sur la température des eaux en général : « Les « eaux souterraines sortent, comme par des siphons, pour venir à « la surface du sol. »

D'après ce que nous avons dit de la température des eaux des oasis, sans doute nous pourrions nous dispenser de faire remarquer que tous les puits qu'on y fore donnent de l'eau chaude. Cette eau, tirée le soir, est très-bonne à boire le lendemain, ce que nous avons déjà vu plus haut.

Tout le monde connait l'extrême fertilité des oasis : elle a frappé tous les voyageurs. C'est un double produit, le produit de l'abondance des eaux, d'une part, et, de l'autre, celui de la température. Quelle part y prend cette dernière ? Elle est grande sans doute, mais encore à apprécier. Desfontaines, parlant de la fertilité des environs de Gapsa, dit, p. 66, que toute cette fertilité est due à deux sources d'eau chaude à 30° (*échelle de Réaumur*).

Les eaux thermales dont nous avons à parler sont celles des localités ci-après :

Gapsa, Hammam-Touzer, Nefta, Hammam-Gabès et Kars-el-Hammam.

(1) Il terminait à Rome, le 10 mars 1526, la relation de son voyage, et c'est ce qu'il nous apprend lui-même dans la préface de son ouvrage publié à Anvers, en 1556, sous le titre de *J. Leonis Descriptio Africæ*.

(2) Par Shaw, à Aïn-el-houte, *la source du poisson*, et aux sources de Gapsa et Touzer ; par Desfontaines, aux sources de la première de ces deux oasis.

(3) Nous lui avons consacré quelques lignes dans la relation de notre *Voyage d'Alger aux Ziban en* 1847, p. 193 et 228.

Toutes ces localités, à part la dernière, Kars-el-Hammam, sont des oasis, c'est-à-dire des bois ou forêts de palmiers (dattiers) qui surgissent, des plages sablonneuses où elles se trouvent, comme les îles, de la mer ; au milieu sont des petites villes, des villages, des hameaux, des maisons plus ou moins isolées.

Gapsa, l'ancienne Capsa.

L'oasis de Gapsa est la première oasis qu'on rencontre lorsqu'on se rend dans le Djerid, venant du Nord. On dirait qu'elle a été placée là par ses sœurs pour souhaiter la *bienvenue* au voyageur.

La ville est située au pied même de Djebel-ben-Yonnès, sur une éminence environnée de toutes parts par des montagnes arides. Cette position en ferait un séjour fort triste, si ce n'était la riante verdure qui l'encadre, et qui a fait dire au consul Pellissier, p. 141, que l'oasis de Gapsa « s'élève verdoyante, comme une île gracieuse « et parfumée, au milieu du pays brûlé qui l'entoure. » Et le même voyageur exprime ensuite son admiration sur les oasis en général, terminant par ces paroles que nous nous plaisons à reproduire, si bien elles peignent le phénomène qu'il avait en vue. « On dirait, « écrit le voyageur, que la force végétale, avant de s'anéantir dans « l'océan de sable du grand désert, a voulu montrer tout ce qu'elle « était encore capable de faire. »

Gapsa est à 12 lieues S. S. E. de Ferre-Anab, l'ancienne Telepte, selon Shaw, et à 70 kilomètres d'Hammam-Gabès, dont nous avons à parler plus loin. Ce dernier trajet est des plus arides ; on n'y rencontre aucun lieu cultivé.

Le territoire de Gapsa est d'environ 10 kilomètres carrés, et sa population de 3 à 4,000 âmes.

Gapsa, comme nous l'avons déjà vu, est l'ancienne *Capsa*, dont la position est bien encore celle de la ville moderne. « Elle était « située, dit Florus, au milieu de l'Afrique (romaine), et envi- « ronnée de serpents et de déserts comme d'un rempart (1). » Elle était consacrée à Hercule, ce que nous apprend encore Florus lorsqu'il dit, parlant de Marius : « Par un bonheur singulier, il s'empara « de Capsa, qui était consacrée à Hercule. » Marius, comme on le

(1) Toutes les oasis du nord de l'Afrique sont entourées de plages sablonneuses où les reptiles de toutes sortes abondent, reptiles sauriens et ophidiens. Parmi ces derniers, le plus multiplié, et le plus à redouter en même temps, est le Céraste ou Vipère cornue, *Vipera cerastes*.

sait, la réduisit en cendres. Elle faisait alors partie des Etats de Jugurtha. Nous la trouvons, plus tard, capitale de la Byzacène, ou deuxième Numidie. Son nom se trouve dans *Ptolémée*, l'*Itinéraire* d'Antonin et la *Table* de Peutinger, où elle est placée au nombre des colonies. Pline parle de ses habitants, *Capsitani*, comme d'une population libre. Un évêque de Capsa, *Episcopus capsensis*, compris au nombre des évêques de la Byzacène (1), a figuré dans les conciles. Salluste présente Capsa comme une grande et puissante cité, *Oppidum magnum atque valens*, et il en fait remonter la fondation à l'Hercule Libyen (2). De son côté, un infatigable chercheur (dans la poussière des bibliothèques) de lieux en Afrique, l'Allemand Mannert, paraît fort bien établir que la Capsa romaine est l'*Hekatompylos*, ou la ville aux *Cent portes* de la Libye, comme la Thèbes égyptienne était celle de l'Egypte (3).

Capsa avait encore de l'importance du temps du géographe Edrisi : « Capsa, dit-il, est une belle ville entourée de murailles. » Le même auteur dit encore qu'il y a à Capsa une grande rivière dont les eaux sont meilleures que celles de Castille, et qu'elle possède dans son enceinte une source dont nous aurons à parler.

Shaw, Desfontaines, sir Grenville Temple (4) et Pellissier ont successivement visité Gapsa, et tous les quatre parlent des ruines qui s'y trouvent.

Du temps de Shaw, on apercevait, pêle-mêle, dans les murailles des maisons particulières, mais surtout dans celles de la citadelle, — dont la construction était récente du temps de Shaw, — « des autels, des colonnes de granit, des entablements et autres restes semblables, » toutes choses, ajoute le voyageur, qui devaient être d'un grand ornement pour la ville alors qu'elles étaient encore à leur place première. Parmi les restes de sculpture étaient aussi des inscriptions, dont la plupart étaient ou effacées, ou fortement endommagées. Notre voyageur n'en a reproduit que deux, dont une n'est pas sans importance : elle rappelle le nom de l'ancienne cité (CAPSE...). L'une et l'autre sont reproduites plus loin.

Desfontaines, p. 68, parle des inscriptions, la plupart effacées, dit-il, qu'il a vues en parcourant Gapsa; il dit encore avoir lu çà et

(1) *Noticia episcoporum Africæ sub Hunerico;* Antverpiæ, 1702.

(2) *De Bell. Jugurt.*

(3) Pour plus de détails sur l'identité des deux villes, voir Mannert, *Géographie* des États barbaresques, p. 410-411 ; Paris, 1842.

(4) Sir Grenville Temple, *Excursions*, etc.

là, sur des pierres comprises dans les constructions de la forteresse, les noms d'Adrien, d'Antonin et de Trajan.

Pellissier a remarqué, comme Shaw et Desfontaines, beaucoup de matériaux romains dans les constructions de la ville moderne, mais surtout dans celles de la Casbah ou forteresse. Outre les deux inscriptions mentionnées plus haut, et qu'il rapporte à son tour, il en rapporte encore plusieurs autres, dont quelques-unes lui sont communes avec sir Grenville Temple, entre autres celle qui se rattache aux eaux de la Cité. En résumé, voici toutes les inscriptions qui ont été lues à Gapsa depuis Shaw jusqu'au consul Pellissier.

Sur une pierre carrée :

.....ORTVM NOSTRORVM.....
....MAGISTRVM MILIT.....
TINIANE CAPSE.......

Sur une colonne :

IMPERATOR M. AVRELIVS ANTONINVS PIVS
AVGVSTVS PART. MAX. BRIT. MAX TRIB. POT.
COS... FEST......................

Les deux inscriptions ci-dessus ont été données par Shaw, p. 272. La dernière n'existait plus lors des voyages du botaniste Desfontaines, de l'Anglais sir Grenville Temple et du consul Pellissier, qui rapporte la première avec une variante, comme on le voit ci-après :

.....OR. M NOSTRORVM
MAGISTRVM MILIT....
NIANAE CAPSE... C...
....

« Peut-être, dit M. Hase (1) : [Beatissimo seculo Domin]or[u)m nostrorum [Constanti et Constantis Augustorum]... magistrum milit[um præsentalem ordo coloniæ Antoni[nianae Capse[nsis ære c[onlato statua (??) honoravit. »

(1) *Annotations* aux inscriptions relevées en Tunisie par le consul Pellissier, p. 411 et suivantes de l'ouvrage de ce dernier.

D. M.
IVLI......
...ORTIS
VIXIT
AN....
LVIV....
OBI........
(1)

AIANO HADRIANO
LOCVM STATVAM...
NOB HONOR........
COS...............
PER. ET DO.....
PLIFICARE.... RE
SOPIBVS F.. LVS

M. Hase :

« [Imperatori Cæsari Tr]ajano Hadriano [Augusto pontifici maximo] locum statuam [que...] ab hono[rem... ordo et populus] col[oniæ augustæ Capensis dedicaverunt]. »

D. TEMPORI B....SS.·NO
...NE HEXCELLENS... I
D. VRIF....CIS.....S
(2)

« Fragment appartenant à la domination byzantine, » dit M. Hase, qui continue ainsi : « Temporib[us beati]ss[imis] Do[minorum nostrorum Justini et Sofiæ (??) augustorum hanc munitio]nem excellent[issimus præfectus... cum... m]uri f[eli]cis[sime aedificavit]. »

(1) Sir Grenville Temple, *vol.* II, p. 323.
(2) *Loc. cit.*, p. 324.

En caractères de six pouces de longueur :

RÆB (*sic*) RI . V
RVMA FR... CP
NOAM ENTI.
(1)

« Sir Grenville Temple, dit M. Hase, a fait lithographier ce frag-
« ment (2). Il y avait peut-être, au commencement de la première
« ligne, le mot *prœpositus*, ou *prœfectus*. »

Sur le mur du grand bassin des eaux thermales, où elle a été lue par sir Grenville Temple et le consul Pellissier, après avoir échappé aux voyageurs qui les avaient précédés :

CLENIVS AQVAE SVA. P.
CAVCI.
(3)

« Faut-il lire, dit M. Hase : Caius Calenius [ductum] aquæ sua
« p[ecunia refectum... dedi[cavit ? Je dois dire cependant que le
« nom de Calenius, fréquent sur les marbres de l'Illyrie, paraît
« très-rarement dans les inscriptions d'Afrique. »

Les six inscriptions ci-dessus sont rapportées par le consul Pellissier (*Op. cit.*, p. 400 et 411), ainsi que par sir Grenville Temple (*Excursions*, vol. II), excepté la 3e, commençant par le mot AIANO.

Eaux thermales.

Shaw parle de ces eaux à l'occasion de l'oasis qu'elles vont fertiliser. « L'eau dont l'oasis est arrosée, dit Shaw, p. 271, vient de
« deux sources, dont l'une est dans la citadelle, et l'autre au centre
« de la ville. Autrefois, la dernière était couverte d'un dôme ou
« voûte qui a disparu ; elle est toujours entourée du mur d'enceinte
« qui la supportait et circonscrivait, comme il circonscrit encore,
« un grand bassin destiné aux baigneurs.

(1) Sir Grenville Temple, *vol.* II, p. 324, no 86.
(2) *Loc. cit.*
(3) *Loc. cit.*, p. 324, no 88.

« Les deux sources, continue Shaw, après avoir parcouru la « ville, s'unissent et forment un gros ruisseau qui, sans doute, se « porterait fort loin, — vu l'abondance de ses eaux et la rapidité de « leur courant, — si les habitants ne venaient l'arrêter pour arroser « leurs plantations. »

Shaw pensait, avec raison sans doute, que la source qui se fait jour dans la cité est celle dont parle Salluste, lorsqu'il dit que les habitants n'avaient qu'une seule source ou fontaine qui était dans la ville, et que, du reste, ils se servaient d'eau de pluie. *Capsenses unâ modo*, dit le proconsul, *atque eâ intrà oppidum jugi aquâ, caeterà pluviâ, utebantur.* (*Bell. Jug.*, *caput* 94.) Notre voyageur pensait encore, avec non moins de fondement, que cette même source est celle dont parle Edrisi sous le nom de *Tarmid.* « Habet « intra se fontem, dit Edrisi, qui vocatur *al Tarmid.* » (*Géographie de Nubie*, p. 86.)

Indépendamment des deux sources dont il vient d'être question, et dont parle aussi Desfontaines, il en existe trois autres selon le consul Pellissier, mais peut-être que celles-ci n'ont apparu que depuis le passage des deux derniers voyageurs. On sait, du reste, avec quelle facilité les sources, en général, disparaissent, reparaissent et se déplacent. Mais, laissons parler Pellissier sur les eaux thermales de Gapsa. « Il existe, dans la citadelle, dit Pellissier, « p. 141, une source d'eau chaude comme presque toutes les eaux « du Djerid. Cette source et quatre autres, qui sont en dehors, ali- « mentent les canaux par lesquels l'oasis est arrosée. » Le surplus des eaux qui ont parcouru l'oasis, en la fertilisant, s'écoule dans l'Oued-Baïch, torrent venant du N. O., et passant sous les murs de Gapsa.

Température des eaux.

Selon Desfontaines, p. 66, 30° Réaumur; selon Pellissier, p. 144, 31° 1/2, même échelle.

Composition.

	g. mil.
Chlorure de sodium	0,106
— de magnésium	0,007
Sulfate de chaux	0,042
— de magnésie	0,095
Bicarbonate de chaux	0,085
Strontiane et magnésie .... des traces	
Milligramme par kilogr. d'eau	0,335

L'examen de ces eaux, comme celui des suivantes, a été fait à Alger par M. Tripier, pharmacien principal de l'armée. Cet habile chimiste, malheureusement, n'a pu opérer, pour ces différentes eaux, qu'avec des échantillons absolument insuffisants.

Nous n'avons rien à dire des *propriétés médicales.*

Hammam-Touzer (1).

Hammam-Touzer est situé au sud-ouest de Gapsa, non loin et au nord-ouest d'Oudiane ou Taquious. C'est une oasis d'environ mille âmes réparties entre deux villages. Un espace de 70 kilomètres la sépare de Gapsa, sans aucun lieu habité entre les deux points. Lorsque les troupes du bey (ce qu'on appelle le *camp du bey* dans le pays) se rendent dans le sud pour lever l'impôt, elles campent à moitié chemin, en un lieu appelé Gorbata (*Orbita*), où l'on trouve un peu d'eau en toute saison, en creusant dans le lit de l'Oued Baïch, dont nous avons déjà parlé. Mais Gorbata est une position redoutée à cause du grand nombre de cérastes et de scorpions (*Buthus funestus*) qui l'infestent. De Gorbata à Hammam-Touzer, on ne rencontre qu'une seule source, encore est-elle détestable à cause de la quantité de sel qu'elle contient, et qui la rend dangereuse quand on en use sans ménagement. C'est l'Aïn-Hachichna, près de la colline connue sous le nom de Dromès.

A la hauteur d'Hammam-Touzer, la vallée de l'Oued-Baïch s'ouvre complétement au sud, d'où s'avancent, comme dans un golfe, les sables du désert.

Eaux thermales.

Ces eaux sont claires, limpides, sans aucun mauvais goût. Elles arrosent l'oasis, et se portent ensuite au nord du lac ou Chot-el-Korsa, où atteint seulement la partie qui ne s'est point perdue dans les sables.

Température.

22° R., Selon Pellissier.

(1) Shaw écrit *Tozer*.

Composition.

	g. mil.
Chlorure de sodium	0,085
— de magnésium	0,018
Nitrate	des traces..
Sulfate de soude	des traces..
— de magnésie	0,068
— de chaux	0,030
Bicarbonate de chaux	0,105
— de magnésie	0,006
Strontiane et fer	des traces..
Milligramme par kilog. d'eau	0,312

A environ 9 kilomètres sud d'Hammam-Touzer est l'oasis de Touzer, la plus grande et la plus belle du Djerid ou pays des dattes (1). Elle est placée entre deux sebkhas ou lacs, le lac ou Chot de Pharaon, à l'est (2), et le lac ou Chot-el-Korsan, à l'ouest.

Touzer se compose d'une ville de l'étendue de Kaïrouan, et qui a deux faubourgs, Guetna et Sidi Ahmed-el-Rout, avec un palais du bey en mauvais état.

Des villages, au nombre de six, s'y rattachent, et ce sont El-Cheurfa, Belad-Kadera, Zaouiat-es-Seraoui, Abbas, Djem et Sidi Bou-Lifa. La population de l'oasis entière ne s'élève pas à plus de 9 à 10,000 âmes.

(1) Djerid, ou *Sahara tunisien*. C'est une contrée toute couverte d'oasis (*garbat*, bois, bocage), et dont la plus grande largeur, qui est de 130 kilomètres, s'étend de Gapsa, au nord-est, aux puits de Bou-Nab, au sud-ouest.

Le Djerid tunisien se continue à l'ouest par le Djerid algérien (*Ziban*), et celui-ci par des contrées en tout semblables, c'est-à-dire sablonneuses, avec des oasis et des lacs, au sud du Maroc, jusqu'à l'Océan, de telle sorte que tout le nord-ouest de l'Afrique se trouve ainsi circonscrit par une ceinture de plages plus ou moins basses où la mer devait se trouver autrefois, et établir ainsi une communication entre l'Océan et la Méditerranée. De là l'opinion ingénieuse, et non moins vraisemblable, du consul Pellissier (*Chap.* XI), à savoir que tout le nord-ouest de l'Afrique, *toute sa tête*, si je puis m'exprimer ainsi, formait primitivement une île qui serait pour lui l'Atlantique, non disparue, comme le croyait Platon, et qui n'aurait fait que se joindre au continent voisin par des alluvions sablonneuses de ce dernier.

(2) Ce lac, encore connu sous le nom de Chot-el-Djerid, a près de 120 kilomètres de long sur une largeur moyenne de 20. Le nom de *Lac des marques*, que lui donne Shaw, vient des troncs de palmiers, des pierres et autres signes qu'on y a disposés pour servir à diriger les voyageurs qui le traversent sur le point de sa plus petite largeur, qui est de l'oasis d'Oudiane, à l'ouest, aux oasis de Nefzoua, à l'est.

Les habitants de Touzer étaient les pourvoyeurs d'esclaves des Etats de Tunis, comme les Touaregs, au sud-ouest de ces contrées, étaient ceux de l'ancienne régence d'Alger. Les habitants de Touzer étaient donc en relations suivies avec le pays des nègres, où leurs commerçants d'esclaves se rendaient tous les ans, à une certaine époque de l'année. Là, on leur livrait des esclaves en échange des dattes qu'ils y apportaient pour en acheter. Les dattes, pour ce commerce, — commerce d'échange comme on le voit, — se comptaient par sacs. Le nombre de sacs de dattes, en échange d'un esclave, variait selon l'âge, le sexe, la constitution, etc., de l'esclave. Selon Shaw, la valeur d'un nègre était de 2 à 300 quintaux de dattes, valeur que nous croyons beaucoup trop élevée. Dans le Tell algérien où les habitants de nos oasis viennent échanger leurs dattes contre du blé, la valeur relative de ces deux produits est de deux sacs de dattes pour un de blé.

Les dattes de Touzer sont les meilleures, et par conséquent les plus recherchées de tout le Djerid; aussi entrent-elles pour beaucoup dans le grand commerce dont Touzer est le centre.

Touzer, du temps des Arabes Aboulféda, Bekri et Edrisi, était la capitale d'une province dont elle portait le nom, *Kestilia* ou *Kestila*. C'est l'ancienne *Tisurus* ou *Tuzuros*, — qu'on écrit aussi *Thysurus* et *Thusuros*, — placée, dans la *Table* de Peutinger, à 25 milles du lac Triton, *lacus Tritonis*, *palus Tritonis* (1).

Shaw signale l'absence de tout vestige romain à Touzer; mais le consul Pellissier, bien qu'il y passât plus d'un siècle après lui (2),

(1) Le lac Triton est toute une mythologie; nous ne nous y engagerons pas. Nous nous bornerons à dire que le lac Triton, *lacus Tritonis*, *palus Tritonis*, est mentionné dans Hérodote, Scylax, P. Méla, Pline, Solin. C'est le lac de Pallas de quelques-uns, la *Tritonia* (l'un des surnoms de Minerve) de quelques autres, le lac Salé ou des Salins d'Ethicus et de Paul Orose. A ce lac se rattachait le fleuve Triton qui le traversait, et que Pellissier croit reconnaître dans le torrent qui en part dans la saison des pluies, et va se jeter à la mer, à Tref-el-Ma. Cette opinion n'était pas celle de Shaw, qui voyait, à tort sans doute, le fleuve Triton dans le cours d'eau douce qui entre dans la mer au-dessus de l'ancienne *Tacape*, en formant une presqu'île du terrain où elle se trouve.

Sur le lac sont plusieurs îles dont une, couverte de palmiers, pourrait être, selon Shaw, l'île de *Phla* d'Hérodote, la *Chersonèse* de Diodore de Sicile, se fondant, à cet égard, sur la position assignée au lac, et par Callimaque, cité par Pline, et par P. Méla, cité plus haut. Le même voyageur, en si bonne voie d'interprétations, verrait volontiers dans l'île dont nous parlons la patrie de Pallas, et le lieu d'où elle sortit, avec d'autres Libyennes, ses compatriotes, pour accompagner Sésostris dans son expédition en Asie.

(2) Shaw était à Tunis en 1727, et Pellissier en 1845.

y reconnut pourtant quelques restes anciens, de peu d'importance, il est vrai, *de fort peu de chose*, pour me servir de ses expressions (p. 300).

Tisurus ou *Tisuros* avait un évêque, *Episcopus tuzuritanus*, comme il ressort de la *Liste des Evêques de la Bizacène*, dans la *Notice* déjà citée.

Nefta, *l'ancienne* Nepte.

Nefta, dans l'oasis du même nom, est située non loin et à l'ouest de la grande Sebkha ou Chot de Pharaon, à 21 kilomètres O.-S.-O. de Touzer. C'est une ville assez considérable, bâtie sur une suite de mamelons sablonneux, à droite et à gauche de la petite rivière qui arrose l'oasis. Elle est divisée en plusieurs quartiers, dont une carte française fait autant de villes distinctes, mais qui ne sont, en réalité, qu'une seule et même ville. Deux villages s'y rattachent, et en sont peu distants. Ces villages sont Sidi-Ali-el-Djedid et Sidi-Ali-el-Kedim.

Nefta est mentionnée par les deux voyageurs arabes déjà cités, Edrisi et Bekri.

Au centre de l'oasis est la Kouba de Sidi-Bey-Ali-el-Edrisi, saint personnage du onzième siècle, que les Arabes appellent le *Sultan du Djerid.*

Nefta, comme nous l'avons vu, est l'ancienne *Nepte*, la *Negeta* de Ptolémée. Nefta eut un évêque du nom de Lætus, *Lœtus Neptitanus* ou *Neptensis*, qui figure parmi les évêques de la Bizacène, dans la *Notice* précitée, et que nous retrouvons dans les deux Victor : (Victor Vitensis et Victor Tunnonensis), et *in Scaligeri Eusebio.*

Selon Marcus, dans ses *Annotations* à Mannert (1), *Nippii*, où Huméric exila tant d'évêques catholiques, d'après Victor de Tunnonæ, ne serait point autre que *Nepte*, qui, du reste, à raison de son éloignement de Carthage et de son isolement dans les sables, pouvait parfaitement répondre aux vues du roi vandale.

Eaux thermales.

Semblables aux précédentes sous le rapport de leurs propriétés physiques.

(1) Mannert, *Op. cit.*, p. 698.

Température.

22° R., selon Pellissier.

Composition.

	g. mil.
Chlorure de sodium	0,095
— de magnésium	0,036
Nitre ... des traces	
Sulfate de magnésie	0,094
— de chaux	0,018
Carbonate de chaux	0,135
— de magnésie	0,007
Fer ... des traces	
Matières organiques	0,020
Milligramme par kilog. d'eau	0,405

Les eaux, après avoir arrosé l'oasis, vont se perdre à l'est, dans la grande Sebkha ou Chot-Meta-Pharaon.

Hammam-Gabès (1), *les anciennes* AQUÆ TACAPITANÆ.

Hammam-Gabès est situé dans le golfe du même nom, la petite Syrte des anciens, à l'extrémité orientale du grand Chot. C'est une réunion de quatre villages, qui sont Ksar, Dabdaba, Soum-bat et Zaouïat. A ces quatre villages se rattache un fort où le gouvernement entretient une cinquantaine d'hommes de garnison.

L'ancienne ville, la ville romaine, était à quelque distance de la ville ou bourgade actuelle. C'étaient, comme nous l'avons déjà vu, les *Aquæ tacapitanæ*, ainsi nommées de leur voisinage, à l'est, avec *Tacape*, *Tacapa colonia*, aujourd'hui Gabès (2), dont elles étaient distantes de 16 milles (3).

Léon l'Africain, Shaw et Pellissier parlent, tous trois, des restes de l'antique cité.

« El Hamina, dit Léon, p. 67 (4), est une ancienne cité édifiée « par les Romains, distante de *Capes* d'environ quinze milles, et

(1) Pellissier écrit *Hama ;* Shaw, *El Hammah* ; Léon l'Africain, *El Hamina*, édition latine.

(2) Shaw pense que c'est la même ville qu'on trouve, dans Scylax, sous le nom d'*Epichus*.

(3) Shaw porte cette distance à 4 lieues.

(4) *Édition* de 1830, t. II.

« ceinte de murailles dont la maçonnerie est de pierres de taille fort « grosses, enrichie de beaux entaillés (sculptures), avec ce qu'on y « voit jusqu'à présent des tableaux de marbre sur les portes, où « sont gravées des lettres.... »

Shaw, parlant des inscriptions d'El-Hamma, p. 276, fait remarquer que les inscriptions qui existaient du temps de Léon et de Dapper (1) avaient disparu de son temps. Quant aux autres restes de l'ancienne cité, ils sont encore assez nombreux de nos jours. Et, en effet, Pellissier signale à Hamma, près des sources thermales, des restes de constructions romaines considérables. « On voit à « Hamma, dit ce voyageur, p. 300, des débris de constructions ro- « maines considérables, et précisément à côté des sources d'eau « chaude. » Un autre voyageur, M. le consul Tissot, signale dans les mêmes lieux, où il est passé peu après Pellissier, « de nombreux « vestiges d'antiquités, entre autres de vastes piscines construites « en marbre (2). »

Eaux thermales.

Les trois voyageurs auxquels nous avons déjà tant emprunté sur les ruines de l'ancienne cité parlent aussi des eaux thermales d'Hammam-Gabès.

« Près de la cité, dit Léon, *lib. V*, p. 67, environ un mille devers « midi, sourd une grosse fontaine très-chaude, qui prend son cours « par la cité, la traversant à grands canaux dans lesquels, et dessous « terre, il y a quelques édifices, comme chambres séparées les unes « des autres, dont le pavé est le fond du canal par où l'eau s'écoule, « tellement qu'elle peut arriver jusqu'au nombril de ceux qui y « entrent, mais il s'en trouve bien peu qui s'y veulent hasarder « pour la trop âpre chaleur. Néanmoins, les habitants ne laissent « d'en boire; ce que, voulant faire, il faut qu'ils épuisent le soir « l'eau pour le matin, et ainsi par le contraire.

« Du côté de Tramontane, hors la cité, continue Léon, l'eau « s'écoule tout en un lieu où elle forme un lac qui s'appelle le Lac « des lépreux (3), parce qu'il a vertu et propriété de faire recou-

(1) *Atlas géographique*, vol. IV, p. 164.

(2) *Des restes romains du sud de la Bizacène*, dans la REVUE AFRICAINE, journal des travaux de la SOCIÉTÉ HISTORIQUE ALGÉRIENNE, n° 3, p. 188; Alger, 1857.

(3) La lèpre, — la lèpre tuberculeuse, — est assez répandue parmi les montagnards du nord de l'Afrique, où on la confond souvent avec la syphilis constitu-

« vrer la santé à ceux qui sont entachés de la lèpre et solider les « plaies. Au moyen de quoi, sur le rivage d'icelui, demeurent une « infinité de ladres, lesquels avec le temps retournent en santé. »

« Il y a ici plusieurs bains, dit Shaw, p. 277, qui ont chacun un « toit couvert de paille ; et, dans plusieurs bassins, — qui ont à peu « près douze pieds en carré sur quatre de profondeur, — il y a, « pour la commodité des baigneurs, des bancs de pierre un peu « au-dessus de la surface de l'eau. L'un de ces bains s'appelle le « Bain des lépreux, un peu au-dessous duquel l'eau s'amasse et « forme une sorte d'étang, qui pourrait bien être ce que Léon « l'Africain nomme le Lac des lépreux. « *Tandem hæc aqua*, dit « Léon, *non procul ab eo oppido lacum efficit, qui leprosorum ap-* « *pellari consuevit.* »

Selon Pellissier, les sources thermales d'Hammam-Gabès sont au nombre de trois, et toutes trois abondantes. Leur température varie de 32° 1/2 à 37° R., savoir : une source qui est de 32° 1/2, une autre, de 36°, et l'autre, de 37°.

Les sources, en se réunissant, forment une petite rivière qui arrose l'oasis par de nombreux canaux dans lesquels elle se divise, et d'où, se réunissant, comme les sources, elle se dirige dans l'ouest, du côté du grand lac, en se perdant insensiblement dans les sables.

Composition.

Les eaux d'Hammam-Gabès n'ont pu être examinées chimiquement, le vase qui en contenait un échantillon à cet effet s'étant brisé dans le voyage. Leur température étant plus élevée que celle des eaux des autres oasis, il est permis de croire qu'elles en diffèrent par leur composition. Toutefois, l'odeur de soufre que leur a trouvée Léon l'Africain, et dont ne parlent pas les autres voyageurs passés sur les lieux après lui, ne tenait sans doute qu'à des corps ou débris végétaux qui s'y trouvaient en décomposition. Mais citons les propres paroles de Léon à cet égard. « Cette eau, dit Léon, a odeur de soufre, laissant « toujours une certaine envie d'en boire, comme je l'ai moi-même « expérimenté en buvant plusieurs fois d'icelle, encore que, pour « l'heure, je ne me trouvasse altéré en sorte que ce soit. »

tionnelle, commune dans les oasis de la Tunisie, comme dans celles de l'Algérie. Nous nous sommes assez étendu sur ces deux affections dans notre *Histoire des épidémies du nord de l'Afrique*. (*Histoire chronologique des épidémies du nord de l'Afrique, depuis les temps les plus reculés jusqu'à nos jours*, p. 220-241; Alger, 1855.)

Propriétés médicales.

Comme nous l'avons vu précédemment, elles passaient, du temps de Léon, pour guérir de la lèpre, et elles jouissaient encore de cette bonne renommée du temps du médecin Joseph Guïr, qui nous apprend que, non-seulement elles étaient efficaces contre la lèpre, mais encore contre les maladies cutanées en général. « Contre ces mala-« dies, en effet, dit Joseph Guïr, *Op. cit.*, p. 14, les eaux de Gabès « sont préférables à celles d'Hammam-Lif; leur efficacité contre la « lèpre y est même telle, qu'elles furent appelées *Eaux de la lèpre.* »

Ces idées sur l'efficacité des eaux dont nous parlons ne sont pas partagées par Shaw qui, après avoir dit, p. 299, qu'elles sont « fort « claires, transparentes, et aussi douces au palais que l'eau de « pluie, » ajoute : « A moins de dire que les parties sulfureuses et « autres vapeurs dont on les suppose chargées rendent le ventre « libre, toutes les grandes vertus qu'on leur attribue pourraient se « réduire uniquement à leur chaleur naturelle qui, lorsqu'on s'y « baigne, ouvre les pores et fait beaucoup transpirer. » Quoi qu'il en soit, il ne nous en faut pas moins reconnaître qu'après les eaux de Gourbès et d'Hammam-Lif, celles d'Hammam-Gabès sont les plus remarquables de la Tunisie, ne serait-ce qu'au point de vue de leur température.

Ksar-Hammam, dans les montagnes de l'Arad, l'ancienne Subventa.

Kars-Hammam est situé entre Zerzis ou Djerdis et Kars-el-Medenine, à l'ouest de la première de ces villes, petit port entre deux lacs formés par la mer en se prolongeant dans les terres (1).

Pellissier, qui a visité Ksar-Hammam, parle, p. 304, « de quelques ruines » qu'on y trouve, ainsi que dans plusieurs localités voisines, mais il ne dit absolument rien de ses eaux. Le savant voyageur, comme nous l'avons vu, garde le même silence sur une localité du même nom, Ksar-Hammam, dans la Tunisie du Nord. Ce sont donc encore de nouvelles eaux à chercher par les voyageurs à venir dans les Etats de Tunis. Nous appelons leurs observations sur le bassin de l'Oued-Djilma, d'où sourdent, à la base des rochers qui en bordent le lit, près de Sbaïtla (*Sufetula*), des sources d'une eau chaude qui le

(1) Ce port est au sud-est de Bir-ech-Chérif, et au sud-ouest de Zian, la *Zita* de l'*Itinéraire*, l'un des points les plus sud de la Tunisie.

remplit dans une longueur de trois kilomètres. Cette eau, après avoir disparu dans les sables, reparaît à quelques kilomètres plus loin, mais alors dépourvue de toute chaleur.

Nous terminons ce que nous avions à dire des eaux thermales de la Tunisie en faisant remarquer que, dans la liste déjà citée des *Evêchés de l'Eglise d'Afrique*, pour la Bizacène, figure un évêché du nom de *Aquæ albensis*. Où sont ces *Aquæ albensis*, ces eaux blanches ? se rattacheraient-elles à des eaux dont nous avons parlé? On peut le croire. Ajoutons qu'il y avait aussi dans la *Mauritania Sitifensis* un évêché du nom de *Aquæ albensis*. Ces eaux pourraient être celles qui existent chez les Béni-Abbès, près du défilé connu sous le nom de *Bab-el-Kébir* (Grande porte), l'un des deux défilés dits du *Biban* (Portes de fer), du côté de Sétif. Ces eaux, dont la température a été évaluée de 60 à 70 degrés centigrades, déposent dans les bassins où elles sourdent, et dans tout leur parcours ensuite, un soufre abondant et recueilli, tous les quatre ou cinq jours, par les habitants, qui en tirent le meilleur parti, notamment pour la fabrication de leur poudre à canon. Des indigènes qui accompagnaient notre expédition des *Portes-de-fer*, en 1839, nous désignèrent, sous le nom d'*Hammam-Bé-Rasson*, les eaux dont nous parlons.

A l'est de ces eaux, marchant sur Sétif, en sont d'autres d'un blanc bleuâtre, et qui déposent en grande quantité un sédiment de même couleur. Ce sont les Hammam-Béni-Kécha, près Ma-Allah (Eau de Dieu, eau divine), et dont la position géographique nous a paru répondre à la *Fons camerata* de la *Table* de Peutinger. (Guyon, *Observations faites à la suite de l'expédition des Portes-de-Fer*, en 1839, insérées dans les *Mémoires de médecine et de chirurgie militaires ;* Paris, 1840.)

PARIS, IMP. PAUL DUPONT, RUE DE GRENELLE-SAINT-HONORÉ, 45.

www.ingramcontent.com/pod-product-compliance
Ingram Content Group UK Ltd.
Pitfield, Milton Keynes, MK11 3LW, UK
UKHW020320220726
13923UKWH00003B/1264

9 782019 269203